«I GRILLI»

VALERIE ORSONI

LA DIETA LEBOOTCAMP

Traduzione di Cristina Pradella

Sperling & Kupfer

Realizzazione editoriale a cura di Emma Muracchioli.

ISBN 978-88-200-5774-9

I Edizione gennaio 2015

Anno 2015-2016-2017 - Edizione 1 2 3 4 5 6 7 8 9 10

Indice

Fase 1. Detox

Fase 2. Attacco

Fase 4. Equilibrio

Prefazione

Ho appreso con gioia che Valérie Orsoni stava scrivendo un nuovo, prezioso libro per illuminarci su come mangiare e vivere in modo sano. E che sarebbe accorsa in nostro aiuto per farci riguadagnare la salute con il fascino, lo spirito e l'atteggiamento mentale positivo che le sono caratteristici.

L'obesità e il generale peggioramento dello stile di vita sono alcune tra le più impegnative sfide in campo medico degli ultimi venticinque anni. Stiamo diventando sempre più pesanti, e i frenetici impegni quotidiani ci portano a consumare pasti che non cuciniamo più in casa e che sono pieni di ingredienti dannosi per la nostra salute. Inoltre, il peso in eccesso aumenta il rischio di sviluppare tutta una serie di problemi, dai disturbi epatici al cancro.

Fortunatamente, nelle pagine di questo libro Valérie Orsoni ci indica come ottenere una buona salute e insieme una vita più felice, facendoci mangiare in modo gustoso e senza privazioni. Alla fine non potremo che domandarci perché mai abbiamo sprecato tanto tempo e tanti pasti prima di adottare il metodo LeBootCamp!

DR. HOWARD HACK
gastroenterologo presso la facoltà di Medicina
della Stanford University

A mio figlio Baptiste, per il suo motto:
«Se non c'è soluzione, non c'è problema».
È proprio vero!

Introduzione

Lasciate che mi presenti.

Sono una donna, proprio come la maggior parte di voi.

Ho dovuto combattere contro i chili di troppo, e ho inanellato un regime «miracoloso» dopo l'altro, anno dopo anno.

Non credo sia sostenibile un'intera vita di sacrifici, e non voglio mai più vivere l'altalena dei chili persi e ripresi.

Dopo avere sperimentato più di quaranta diete, da sola (zuppa di cavolo, preistorica), con la famiglia (ananas, a basso apporto calorico, iperproteica) o con le amiche (dissociata, del digiuno, iperproteica), dopo aver perso qualche chilo e averne riguadagnati fino a farmi scoppiare le cuciture dei jeans, dopo essermi sentita presa in giro da tutti questi fallimenti, e demoralizzata quando mi guardavo allo specchio, un giorno mi sono svegliata e mi sono detta: basta!

E così, dopo essermi lasciata alle spalle i più svariati regimi alimentari, da quelli molto restrittivi a quelli iperproteici e pericolosi, ho deciso di documentarmi per scoprire l'origine del mio sovrappeso e contrastarlo in modo intelligente.

Per riuscirci ho fatto squadra con mio padre, anche lui in sovrappeso all'epoca, e insieme abbiamo preso la decisione di iniziare una dieta che ci consentisse di conservare sempre un approccio *gourmand*. Essendo di origine francese, anzi corsa, amiamo troppo la buona tavola per poterne fare a meno!

Probabilmente penserete che arriviamo direttamente dall'epoca dei dinosauri, ma devo ammettere che le nostre ricerche le abbiamo fatte... in biblioteca. Va detto comunque che tutta questa storia è iniziata molto prima che internet invadesse la vita di tutti noi. E così abbiamo divorato volumi e volumi su alimentazione, benessere e psicologia. A mano a mano ci appuntavamo tutto quello che imparavamo, e mettevamo in pratica i concetti che ci sembravano logici e utili per la salute. Certo, abbiamo dovuto accettare il fatto che se ci abbiamo messo anni ad accumulare chili, non è assolutamente logico pensare di poterli perdere in due settimane, a colpi di pasti insipidi e monodiete.

I risultati? In un anno di approccio «patchwork», come mi piace chiamarlo, abbiamo individuato e seguito le misure più efficaci di ogni regime studiato, e alla fine abbiamo raggiunto il nostro peso ideale, mantenendolo senza soffrire e senza grandi privazioni.

E poi? I miei amici hanno iniziato a chiedermi aiuto per dimagrire e rimettersi in forma, e io gliel'ho dato, in modo molto informale. All'epoca avevo un lavoro che non mi rendeva affatto felice, con ritmi allucinanti e interminabili giornate in ufficio. Per ridare senso alla mia vita ho deciso allora di condividere tutto quello che avevo appreso e accumulato nel tempo con milioni di donne che, come era accaduto anche a me, erano sul punto di lasciar perdere. È nata così l'antenata della dieta LeBootCamp.

Certo, non ero un medico, quindi pressoché da subito ho dovuto far fronte alle critiche di alcuni specialisti che promuovevano pillole e integratori miracolosi. Per quanto riuscissi a spiegare con grande facilità i concetti chiave del mio programma, ero consapevole che il successo del mio metodo sarebbe stato ben poco significativo ai loro occhi se non fossi stata in grado di presentarlo con tutti i crismi del gergo medico. Dato che evidentemente per me era troppo tardi per tornare all'università e studiare medicina, sono ricorsa a medici, dietologi, scienziati, atleti olimpionici, nutrizionisti e psicologi per testare le mie teorie.

Grazie a questo continuo dialogo con la scienza, le nostre teorie sono in costante evoluzione e aggiornamento, integrando solo le scoperte mediche e tecnologiche che abbiano dimostrato di poter superare la prova del tempo. Nel nostro approccio siamo estremamente rigorosi: inseriamo nuovi concetti nella dieta LeBootCamp solo se sono stati testati in almeno cinque ricerche in doppio cieco, compiute secondo un protocollo rigido e su un campione rappresentativo (per esempio, cinque persone non bastano!).

Per provare l'efficacia di questo metodo, abbiamo realizzato uno studio su 800 donne che hanno seguito la nostra dieta per sei mesi. Il campione è stato diviso in due gruppi di 400 persone: il Gruppo 1 ha partecipato a uno studio sul colesterolo, il Gruppo 2 a uno sulla glicemia. Dopo un mese di programma, la media di chilogrammi persi da entrambi i gruppi ammontava a 6, e si erano riscontrati miglioramenti sia nel controllo della glicemia sia nei livelli del colesterolo. Dopo sei mesi, la media di chili persi e mai ripresi era di 13.

E gli uomini?

Anche se ho concepito il mio programma pensando alle problematiche femminili, ho capito quasi subito che i partner delle mie BootCampiste apprezzano molto le ricette che propongo, così come gli esercizi di rilassamento e i percorsi fitness.

Quindi non esitate a lasciare che il vostro amico, fidanzato o marito utilizzi questo libro. Anzi, fateli imbarcare con voi in questo viaggio. Lasciate che apprezzino le nuove ricette. E ben presto vi ritroverete con un partner più snello, capace di sostenervi utilmente!

Le basi della dieta LeBootCamp

Le quattro fasi

Fase 1. Detox, per purificare il vostro corpo

La disintossicazione è alla base del mio programma. Questa prima fase di due settimane inserisce i dieci migliori alimenti depurativi all'interno di menu equilibrati, ideati per apportare all'organismo il massimo possibile di antiossidanti, eliminare le tossine e fornire più energia.

RISULTATI I primi chili se ne vanno in fretta e facilmente, l'energia ritorna, la pelle ritrova luminosità.
CONCETTO CHIAVE Disintossicazione, detossificazione.

Fase 2. Attacco, per perdere peso

Ora che il vostro corpo è stato purificato e i primi chili se ne sono andati, siete pronte ad attaccare quelli più ostinati e a ridurre la cellulite. Questa seconda fase durerà il tempo necessario, ovvero fino a quando avrete perso il 75% del peso che dovete eliminare.

Con la mia guida adotterete abitudini di vita sane e scoprirete come equilibrare i pasti.

Una volta alla settimana è prevista una Giornata Turbo Detox (GTD) per aiutarvi a perdere le tossine recenti e accelerare il dimagrimento, integrando al contempo nuovi sapori e alimenti nei vostri piatti grazie a ricette leggere e deliziose. Nella fase Attacco scoprirete che perdere peso e sentirsi motivate sono entrambi a portata di mano, e questo vi aiuterà a raggiungere facilmente il peso ideale.

RISULTATI I chili più difficili da smaltire vengono mirati, attaccati, eliminati; perdete il 75% del peso che avete intenzione di smaltire; la cellulite appare decisamente ridotta, il corpo è tonico.

CONCETTI CHIAVE Carico glicemico (e il suo impatto sulla perdita di peso). Inoltre in questa fase introduciamo il concetto fondamentale di *benchmark*, una strategia vincente che vi garantisce di continuare a perdere chili a mano a mano che proseguite la dieta. Imparerete a trasformare i livelli di stagnazione tanto temuti in tappe importanti, ognuna delle quali diventerà una vittoria personale, la base per la tappa successiva.

Fase 3. Booster, per accelerare il processo

Questo programma in sette giorni vi permette di imprimere, come dice il nome stesso (in inglese, un *booster* è tutto ciò che amplifica un segnale o una spinta), lo slancio fondamentale per dimagrire. Lo introdurremo diverse volte nel corso dell'intero regime. Ripeterete questa fase ogni volta che raggiungerete la fine di un benchmark nella fase Attacco, e ogni volta che sentirete il bisogno di rinnovarvi durante la fase Equilibrio, per esempio dopo un weekend tra amiche, dopo una vacanza all'insegna della buona tavola, dopo un periodo di forte stress sul lavoro oppure se volete ottenere in breve tempo la pancia piatta.

Durante questo breve intervallo eliminerete la carne, i latticini, il lievito di birra, il glutine e l'alcol allo scopo di attivare al massimo le funzioni disintossicanti dell'organismo.

RISULTATI Un corpo «pulito» in profondità, più capace di eliminare rapidamente i chili in eccesso, e pancia piatta.

CONCETTI CHIAVE Disintossicazione intensa; ruolo del lievito nell'aumento di peso.

Fase 4. Equilibrio, per essere certi di non riprendere i chili persi

Quest'ultima fase non ha un termine temporale. Grazie a questo libro, alla nostra pagina Facebook (www.facebook.com/lebootcamp) e alla sua attivissima community, al nostro sito web (LeBootCamp.com), al blog (www.valerieorsoni.com/it/) e agli account di twitter (twitter.com/lebootcamp) e Instagram (@valerieorsoni) imparerete a realizzare menu equilibrati quando dovete far fronte a situazioni particolari, come inviti al ristorante, feste, aperitivi tra amici, viaggi di piacere o per lavoro eccetera.

Quando avrete perso gli ultimi chili, il peso si stabilizzerà da solo grazie alle piccole astuzie che condividerò con voi in questa fase. L'attività fisica sarà già diventata parte integrante della vostra vita nel momento in cui tonificherete le ultime zone problematiche. Una volta arrivati alla fase Equilibrio, saprete ormai come evitare gli errori nutrizionali e le trappole delle diete apparentemente miracolose. Sarete così pronti a seguire un nuovo stile di vita sano in maniera autonoma e, cosa più importante, non riacquisterete più i chili persi!

RISULTATI Il peso ideale è stabile, l'energia al top. Amate il vostro corpo!

CONCETTO CHIAVE Equilibrio acido-basico per accompagnare uno stile di vita sano e mantenere lontani i chili in più.

I quattro pilastri

Alimentazione da gourmet

Alcuni vivono per mangiare, mentre altri mangiano per vivere. Io appartengo al primo gruppo, tant'è che mi fa orrore una vita di sacrifici e piatti senza sapore. Sì, lo prometto: con la dieta LeBootCamp potrete avere un'esistenza piacevole, lunga e sana *e* gustare cibi deliziosi in tutte le categorie di alimenti.

Quando ero piccola e vivevo ancora in Francia, mio padre, grande cuoco, mi ha fatto scoprire sapori, consistenze, combinazioni diversi che hanno educato le mie papille. Anche se devo ammettere che oggi non riuscirei proprio a immaginarmi mentre mangio trippa o lumache, penso sia necessario tornare alle nostre radici, quando sapevamo ancora apprezzare tutto quello che la natura ci offre. Ecco perché nel mio metodo non c'è nulla di vietato!

Fitness facile

Indubbiamente tutti noi viviamo a ritmi folli, senza quasi il tempo per sfruttare l'abbonamento in palestra (sempre che riusciamo a regalarcene uno). Invece dobbiamo reclamare il nostro diritto di nascita, ovvero avere il corpo tonico e sodo dei tempi in cui le palestre nemmeno esistevano. Dobbiamo riscoprire tutte le funzioni per cui siamo stati «progettati». Osservando la curva dell'obesità negli ultimi cinquant'anni, se ci soffermiamo sulla nostra evoluzione possiamo notare una correlazione diretta tra la diffusione delle palestre, le norme sull'applicazione di etichette con le informazioni nutrizionali degli alimenti, le nuove diete e l'obesità. Paradossalmente, non è l'epidemia di obesità che ha innescato questi fenomeni, ma il contrario.

Se ripensiamo alla nostra infanzia, capiremo che allo stato naturale non dovremmo sottoporci a nessun sacrificio per essere magri, non dovremmo passare così tanto tempo a decifrare elenchi di ingredienti, né soffrire ore e ore in palestra per essere al top dal punto di vista fisico. È proprio per questo motivo che ho pensato a un programma di fitness semplice e rispettoso del corpo e dello stile di vita: bisogna sollecitare il cuore senza macerarsi di sudore in palestra, migliorare la circolazione sanguigna e tonificare i muscoli senza imporsi sforzi deliranti. È quello che definisco l'approccio della «25ª ora», con esercizi (pp. 58-63 e 262-264) facili da integrare nella vostra già oberata vita di tutti i giorni.

Motivazione

Sapere cosa bisogna fare non basta. Una dimostrazione? Centinaia, addirittura migliaia di libri sono stati pubblicati su salute e diete da medici, guru, nutrizionisti, dietologi, coach ed esperti vari, eppure nessuno è riuscito a fermare l'attuale epidemia di obesità.

Ora, tutti noi sappiamo che i piccoli cambiamenti fanno le grandi rivoluzioni. Integrare progressivamente nuovi elementi senza stravolgere la propria vita dall'oggi al domani è quindi il modo più sicuro per ottenere un corpo da sogno. Uno studio condotto dall'Università di Berkeley non lascia spazio a dubbi. Due gruppi di individui in sovrappeso sono stati seguiti per diciotto mesi. Il primo gruppo ha ricevuto in un'unica volta tutte le istruzioni necessarie per seguire una dieta. Il secondo ha invece integrato un elemento di quel lungo elenco alla volta, in un arco temporale di tre mesi. Dopo diciotto mesi, il 75% degli individui del secondo gruppo aveva perso peso senza riprenderlo, e soprattutto aveva perso il doppio del peso rispetto a quelli del primo gruppo.

Per questo motivo vi posso garantire che se seguirete il mio programma vinceremo la lotta contro i chili di troppo. Ma un po' per giorno, passo dopo passo, fino a quando raggiungerete il peso forma.

Inoltre, per quanto riguarda i giorni in cui le vostre motivazioni latiteranno (e ce ne saranno di certo), quando non avrete voglia di continuare a impegnarvi, quando i sabotatori vi inciteranno a smettere, vi fornirò delle armi infallibili per rimanere sulla strada giusta.

Gestione dello stress e del sonno

Nonostante siano stati pubblicati numerosi studi sul legame tra stress e obesità, questo viene spesso ignorato dalle diete più diffuse che, di colpo, si arenano. Dato che quando una persona a dieta è felice significa che la sua alimentazione è vincente, analizzeremo insieme le strategie infallibili per aiutarvi a sentirvi meglio e meno stressati, compreso vivere una vita molto attiva. Il mio approccio senza sensi di colpa vi permetterà di ridurre la produzione di cortisolo (l'ormone che aumenta con lo stress), migliorare la qualità del sonno e smaltire il grasso addominale.

Inoltre, accostando esercizi mirati, respirazione addominale, tecniche di visualizzazione e i miei metodi motivazionali, ritroverete sicuramente l'armonia tra il corpo e la mente. E l'energia aumenterà istantaneamente.

I quattro valori

Etica

Conoscendo in prima persona i danni delle diete «miracolose», e più semplicemente perché è la mia filosofia di vita, ho creato questo metodo mirando al massimo rispetto nei vostri confronti. Tutto quello che vi illustro si basa su informazioni mediche e scientifiche con solide fondamenta. Ma per renderle più accessibili e più semplici da integrare nella vita di tutti i giorni ve le presento in modo accattivante.

Salute

Tutto quello che facciamo deve avere un impatto positivo sulla salute e sul nostro benessere. Questa è la filosofia del mio approccio, che ha come unico scopo aumentare la vitalità e la salute. Dopo aver messo in pericolo la mia stessa salute seguendo diete pericolose, mi sono infatti ripromessa di adottare solo uno stile di vita sano. Ed è lo stesso che voglio condividere con voi nel programma che vi illustrerò in questo libro, perché un corpo sano è un corpo che perde i chili in eccesso più rapidamente e non li recupera più.

Qualità

Sarò breve. Penso che la qualità vada a braccetto con i più elevati standard di etica e salute, e non abbasserei mai tali standard. Mi impegno dunque a offrirvi sempre servizi e prodotti che vantano i più elevati livelli di eccellenza. Non c'è altro da aggiungere.

Innovazione

Noia e monotonia hanno fatto fallire moltissime diete: prendiamo l'esempio del breve successo di quelle iperproteiche e delle monodiete. Personalmente, adoro scoprire cibi insoliti o trend inediti di fitness: è questo che mi tiene costantemente aggiornata, alla ricerca di tendenze da analizzare e assimilare. Potete contare su di me: vi farò conoscere alimenti e concetti innovativi che renderanno il dimagrimento più facile e divertente.

I quattro principi

Nessun gruppo alimentare proibito

☞ Bandire determinati alimenti provoca l'effetto yo-yo.

Dato che ho vissuto in prima persona l'esperienza di cosa si prova quando si deve dire addio a qualche cibo, o addirittura a interi gruppi alimentari, mi sono ripromessa di non infliggere mai più al mio corpo simili misure estreme. Oltre a essere dannosi per la salute, questi programmi di dimagrimento scatenano comportamenti ossessivo-compulsivi che, a loro volta, ci attraggono nella spirale infernale dell'effetto yo-yo: si perde peso, lo si riprende, si perde di nuovo, lo si riprende ancora di più eccetera...

È per questo motivo che nella mia dieta non ci sono alimenti proibiti. Vero è che ci sono alimenti più sani di altri, ed evidentemente ci focalizzeremo su questi! Vi consiglio inoltre di consumare sempre prodotti biologici per non assumere tossine evitabili.

Pulire l'organismo

☞ Un corpo pulito è un corpo snello. Un organismo pulito favorisce una perdita di peso rapida e sana.

Il corpo sarebbe perfettamente equipaggiato per eliminare le tossine che produciamo, ingeriamo, inaliamo o assorbiamo attraverso la pelle. Purtroppo, nel nostro mondo dove tutto va sempre più in fretta, siamo esposti a livelli di inquinamento in costante aumento, all'impiego massiccio di pesticidi e altri prodotti chimici lungo tutta la catena alimentare, a livelli di stress altissimi... Come risultato, l'organismo viene messo a dura prova e le funzioni disintossicanti di base non bastano più. È per questo che ho introdotto una fase Detox, una Giornata Turbo Detox (GTD) e una fase ciclica chiamata Booster, che accompagna e amplifica le nostre funzioni purificanti di base.

Mantenere l'equilibrio acido-basico

☞ Un corpo acido (pH inferiore a 7) è affaticato e vulnerabile. Un corpo alcalino (pH superiore a 7) è invece pieno di energia e sprizza salute da tutti i pori.

Il livello di acidità dell'organismo viene misurato prelevando campioni di saliva o, meglio, di urina. Dobbiamo raggiungere il valore magico di 7 (pH dell'acqua pura) per supportare al meglio tutte le nostre funzioni corporee. Tenete sempre a mente che la perdita di peso diventa più rapida quando il corpo raggiunge un perfetto equilibrio acido-basico.

Gestire lo zucchero

☞ Tutti consumiamo troppo zucchero raffinato.

In effetti, è stato stabilito un legame diretto tra l'aumento dei casi di obesità e l'incremento considerevole del consumo di zucchero: negli Stati Uniti, da meno di 5 chili all'anno nel 1815 si è passati a più di 50 nel 2000 (nel 2013 le statistiche italiane indicano una media di 24 chili annui). Oltre allo zucchero semolato, consumiamo troppi alimenti dal forte carico glicemico, che trasformano il nostro corpo in una macchina accumulatrice di grasso. Insieme impareremo a regalarci qualche momento di piacere con dolcetti che non compromettono i nostri sforzi per dimagrire.

I preparativi

Il mio approccio funziona?

Non vi chiedo di credermi ciecamente. Leggete piuttosto quello che i BootCampisti di tutto il mondo raccontano della mia dieta a questo indirizzo: lebootcamp.com/testimonials.

Ma prima di lasciarvi iniziare quella che sarà l'ultima dieta della vostra vita, fatemi raccontare la storia di Patricia, la mia prima cliente che ha perso peso senza più riacquistarlo. Questa storia si svolge esattamente una settimana dopo il Giorno del ringraziamento 2003, quando avevo appena lanciato il mio sito web per insegnare a dimagrire. All'epoca conoscevo già bene i temi nutrizione, fitness e coaching, ma il mondo del business mi risultava oscuro: non avevo mai realizzato un business plan, non avevo un conto corrente aziendale né un'idea precisa sul tariffario per le mie consulenze. La triste realtà era che, spinta dalla passione e dal desiderio di aiutare altre donne a ritrovare il loro peso ideale, avevo avviato la mia impresa senza pensare alla sua struttura né al suo funzionamento!

Ero sul Caltrain, il treno per pendolari di San Francisco. Una donna piuttosto grassa mi si è seduta accanto e mi ha rivolto la parola (è incredibile la facilità con cui gli americani si mettono a chiacchierare con gli sconosciuti).

«Accidenti, che fortuna essere così magra! Madre Natura è stata generosa con lei: è veramente in una forma strepitosa, e poi adoro i suoi jeans!» mi ha detto.

«Madre Natura non è affatto generosa se non la si aiuta, mi creda», le ho risposto. «Ho lottato contro i chili di troppo per anni, fino a quando ho creato una dieta che non mette a rischio la mia salute e non mi impone troppi sacrifici. E in questi giorni sto proprio lanciandola on-line.»

«Che idea fantastica!» ha commentato lei. «E quanto mi costerebbe? Quando posso cominciare?»

È stato questo l'inizio di una bella avventura, durante la quale Patricia ha perso 20 chili, che non ha mai più ripreso.

E allora, siete pronti a partire anche voi? Per aiutarvi a cominciare, eccovi 10 tappe da seguire prima di attaccare la Fase 1 del mio programma, ovvero la fase Detox.

La Top Ten delle tappe pre-Detox

1. Stabilite quanti chili volete perdere. Scrivetevelo su un post-it e attaccatelo allo specchio del bagno. Vi ricorderà di rimanere concentrate sul vostro obiettivo.

2. Condividete l'alimentazione salutare con i vostri amici. Condividere un obiettivo ci obbliga a rispondere delle nostre azioni. I social network favoriscono il contatto quotidiano e ci permettono di trovare sostegno in tutti i momenti della giornata, ovunque siamo. Arruolate i vostri amici in una battaglia comune contro i chili di troppo.

3. Scegliete la data di partenza. Sicuramente è la tappa più importante! Potrà anche sembrare una cosa da nulla, ma stabilendo con precisione il primo giorno della vostra dieta farete un passo fondamentale, a conferma che siete pronte a lanciarvi.

4. Fate la spesa. Acquistate tutto quello che vi servirà per la prima settimana (andate a pagina 74 per vedere i menu e stendere la vostra lista della spesa).

5. Eliminate tutte le tentazioni. Regalate tutto quello che non mangerete nelle fasi Detox e Booster.

6. Acquistate l'equipaggiamento necessario. Per ottenere il massimo dal mio programma, vi consiglio di procurarvi una centrifuga, un mixer, un frullatore, un pedometro (o semplicemente un'applicazione per il vostro smartphone che conta passi e distanza) e un paio di comode scarpe da jogging. Se non avete tutto per cominciare, non fatevi prendere dal panico! Per esempio, se non avete la centrifuga, potete utilizzare il frullatore, quindi filtrare il denso succo di frutta e verdura così ottenuto attraverso un setaccio a maglia fine.

7. Camminate. Cominciate camminando 30 minuti tutte le mattine prima di fare colazione, ma dopo le vostre bevande del mattino: succo di limone, *Sobacha* (infuso di grano saraceno, *vedi* p. 90) e tè verde. Al risveglio bisogna muoversi e riattivare l'attività cardiaca.

8. Mettetevi in pre-Detox. Non vi sentite ancora del tutto pronte a iniziare oggi? Nessun problema! Potete comunque già sin d'ora iniziare a «fare qualcosa» per esser certe di non rimandare all'infinito l'inizio vero e proprio. Eliminate la carne rossa e i latticini dalla vostra tavola.

9. Bevete molta acqua. Bevete almeno otto bicchieri di acqua ogni giorno, ma tenete sempre bene a mente che il fabbisogno di idratazione varia da una persona all'altra. Per sapere se dovete bere di più, vi basta guardare il colore dell'urina: se è giallo scuro, non bevete a sufficienza; se è giallo molto chiaro, bevete esattamente quello che vi serve per eliminare le tossine.

10. Pesatevi. Pesatevi subito, in questo momento, e poi fatelo ogni settimana o ogni giorno, come preferite. Personalmente vi consiglio di pesarvi ogni giorno oppure ogni due giorni quando iniziate la fase Detox (io mi peso tutti i giorni per mantenermi sulla retta via). Pesatevi prima dell'inizio della dieta e segnate il risultato nella p. 327, dove registrerete i vostri progressi nel perdere peso.

Qual è il mio peso ideale?

Tutti gli esperti di dimagrimento, me compresa, hanno tentato di trovare la formula perfetta. Ebbene... non esistono una soluzione perfetta, né un numero magico. Però dobbiamo pur stabilire il nostro obiettivo, no?

In effetti, considerando le formule ideate dalle compagnie assicuratrici (che aggiungono dai 2 ai 15 chili al peso che noi consideriamo sexy e ideale), quelle di vari medici e quelle ricavabili con i calcolatori on-line, è molto difficile raccapezzarsi e sapere di chi fidarsi. Tanto più che siamo continuamente bombardati da immagini di modelle magrissime, ai limiti dell'anoressia, sulle riviste femminili.

Ma allora, come possiamo calcolare il nostro peso ideale? Cominciamo con la formula di Creff, che calcola il peso ideale nella prospettiva della salute. Questa formula corregge quella celebre di Lorentz perché prende in considerazione due informazioni aggiuntive: l'età e la morfologia.

Avete mai sentito qualcuno dire: «Non potrò mai essere veramente magro, perché ho le ossa grosse»? Bene, con la formula di Creff si considerano anche le ossa: le persone che hanno una struttura minuta devono rivedere il peso calcolato per una persona di corporatura media togliendo il 10%. Al contrario, una persona dal fisico robusto aggiungerà il 10%.

Per determinare se avete una morfologia minuta, media o robusta, mettete il dito medio e il pollice intorno al polso sinistro:

Minuta: il pollice passa leggermente sopra il medio

Media: le due dita si toccano appena

Robusta: le due dita non si toccano

FORMULA DI CREFF

Morfologia minuta:
[altezza in centimetri - 100 + (età in anni/10)] x 0,9 x 0,9

Morfologia media:
[altezza in centimetri - 100 + (età in anni/10)] x 0,9

Morfologia robusta:
[altezza in centimetri - 100 + (età in anni/10)] x 0,9 x 1,1

Questa formula rappresenta l'indicazione del vostro peso ideale dal punto di vista della salute, ma molto probabilmente considererete il vostro peso ideale (quello che vi fa affrontare con orgoglio la prova bikini) inferiore rispetto a questo dato (ben raramente superiore). Personalmente, mi sento al massimo mentalmente e fisicamente quando sono 3,5 chili in meno rispetto al peso calcolato seguendo questa formula.

È fondamentale però tenere a mente che il vostro peso ideale è quello che riuscite a conservare senza privazioni e senza sforzi particolari. Per esempio, io sono alta 1,57 metri, e a 48 chili sono fantastica in costume da bagno e in televisione (che aggiunge sempre qualche chilo), ma per me è estremamente difficile mantenere questo peso e ci riesco solo a costo di sacrifici che non mi voglio infliggere. Oltretutto, a 48 chili mi ammalo facilmente e il mio livello di energia è al minimo.

Invece, secondo la formula di Creff il mio peso ideale è 55 chili, ma in questo caso mi sento pesante, molle, e non ho l'energia del coniglietto che pubblicizza una nota marca di pile, energia per cui sono famosa. Dopo anni di prove varie, sono giunta alla conclusione che il mio peso ideale è 52 chili: mi sento al massimo, piena di energia, e non mi ammalo quasi mai.

Pertanto, sta a voi calcolare il peso ideale utilizzando la formula di Creff per cominciare, e poi raffrontare questo risultato con il peso che vi fa sentire davvero bene. Il risultato ottenuto, facile da mantenere, diventerà il cosiddetto «peso da crociera». Con il mio approccio, è questo l'obiettivo da raggiungere.

Fase 1
Detox

OBIETTIVO

Disintossicare il proprio stile di vita e riprogrammare il corpo per perdere rapidamente i primi chili.

FATTO

Lo stress fa ingrassare; l'accumulo di tossine legato al nostro stile di vita, all'ambiente e all'alimentazione ci impedisce di dimagrire.

LE REGOLE DELLA FASE DETOX

- Disintossicare il corpo con CINQUE alimenti Detox al giorno. Anche se decidete di modificare i menu, è fondamentale che rimaniate fedeli a questo numero magico.
- Bere Sobacha (p. 90) ogni mattina, più tre tazze nel corso della giornata.
- Bere succo di limone con acqua ogni mattina.
- Evitare la carne rossa, i latticini, le uova, le salse ricche, i prodotti a base di zucchero, i cibi pesanti, il glutine, il lievito e l'alcol, perché tutti questi alimenti possono sovraccaricare in vario modo il nostro organismo.
- Fare cinque esercizi della «25ª ora» ogni giorno.
- Gestire lo stress con esercizi di respirazione addominale (pp. 51-52).

QUESTI primi quattordici giorni del mio programma rappresentano la chiave indispensabile per il successo della nostra strategia dimagrante. È per questo motivo che vi chiedo di *non* passare direttamente alla fase successiva (so che alcuni di voi potrebbero esserne tentati), ma di seguire il mio programma il più fedelmente possibile durante i primi giorni. Ho previsto ogni aspetto per mettervi sulla buona strada e aiutarvi a dimagrire rapidamente. Migliaia di donne hanno seguito il mio programma, ed è grazie alle loro preziose osservazioni se sono stata in grado di inventare e adattare questa prima fase fondamentale.

Preferisco mettere subito le cose in chiaro: queste non saranno le due settimane più facili del metodo, anche se rimarranno comunque coerenti con la mia filosofia di alimentazione da buongustai e benessere a portata di mano. Per restare motivati, provate a proiettarvi al termine di questi quattordici giorni, quando apprezzerete gli effetti della fase Detox: i primi chili se ne saranno già andati e vi sentirete più leggeri, pieni di energia e incredibilmente motivati!

Cosa significa «detox?»

Nel significato più letterale, «disintossicare» significa liberare il corpo dalle sostanze tossiche o comunque nocive.

Il termine comparve per la prima volta nel 1973 in una rivista femminile americana, quando il mondo aveva iniziato a prendere un ritmo più veloce e le giornate si facevano sempre più frenetiche. A proposito: è stato proprio in questo periodo che la curva del peso corporeo in Occidente ha iniziato a salire.

Dopo quarant'anni, questo termine ha ampliato il proprio significato per coprire un raggio più ampio, che va dalle cure disintossicanti per chi è tossicodipendente, tabagista o alcolista, ai regimi alimentari mirati a eliminare le tossine, ai programmi detox da seguire con costanza per una vita più sana.

Perché le tossine mi impediscono di dimagrire?

Una tossina è una sostanza di cui il corpo non ha bisogno per funzionare e che gli richiede energia per essere eliminata. Persino alcuni elementi indispensabili per la nostra sopravvivenza possono diventare tossici se presenti in quantità eccessiva. Come diceva mia nonna: «Anche esagerare con una cosa buona può far male!»

Non solo siamo circondati da tossine e agenti patogeni di ogni genere – batteri, parassiti, virus, pesticidi, inquinamento, prodotti chimici di diversa natura, prodotti di bellezza che contengono ingredienti nocivi come i parabeni e via dicendo – ma ne ingeriamo anche parecchi con l'alimentazione, che infatti è considerata la prima fonte di tossine. Ricordate inoltre che le tossine possono essere carcinogene, ovvero provocare il cancro.

Il bello del processo detox è che proprio l'alimentazione, ovvero la prima fonte di intossicazione del nostro corpo, diventa il modo migliore e più semplice per purificarlo senza sacrificio. E nella fase Detox si cominciano anche a perdere i chili di troppo: cosa volete di più?

Si perde peso perché l'organismo affronta le aggressioni incapsulando le tossine negli adipociti (cellule adipose). Più questi veleni sono concentrati, più aumenta la dimensione delle cellule adipose, mentre il loro numero non cambia mai. Il processo di disintossicazione aiuta quindi a ridurre la massa grassa, dove sono state stoccate le tossine liposolubili.

L'avrete già capito: quando riduciamo la quantità di tossine presenti nel nostro organismo diminuiamo la quantità di grasso immagazzinato. Entriamo allora in un percorso virtuoso: meno tossine da immagazzinare = meno grassi necessari per conservarle.

Come fa il nostro organismo a eliminare le tossine in modo naturale

Purtroppo, il termine «detox» è usato e abusato da ciarlatani di ogni genere, e ciò innervosisce molti medici, che quindi rifiutano persino di riconoscere l'esistenza di tale concetto. Sostengono che il nostro corpo è naturalmente ben equipaggiato per purificarsi da solo attraverso le funzioni epatiche e renali, e di conseguenza tutti questi programmi di disintossicazione non servano a nulla.

Non è proprio così, e basta guardare il fegato di un alcolizzato o i polmoni di un fumatore per constatare come il nostro organismo abbia dei limiti nell'eliminazione delle tossine. Nonostante questa prova, è vero che molti programmi e prodotti disintossicanti particolarmente costosi, e purtroppo talvolta anche pericolosi, sono assolutamente inutili. La fase disintossicante nel mio metodo è invece semplice ma rigorosa, e vi farà dimagrire. Abbiate fiducia in me!

I due metodi fisiologici per eliminare le tossine

• **Interno**: attraverso un sistema straordinariamente complesso che modifica, attacca ed elimina le minacce per la nostra salute. Nel corso dei millenni il nostro corpo ha imparato a espellere le tossine che l'attaccavano, ma in passato l'esposizione alle tossine era decisamente inferiore che non al giorno d'oggi, e distruggerle non rappresentava un grosso problema. Sfortunatamente, con l'aumento esponenziale del numero di prodotti tossici ai quali siamo esposti, stomaco, intestino, fegato, sistema immunitario, reni e polmoni non riescono più a tenere il passo con il loro compito. Bisogna quindi aiutarli grazie a un approccio detox completo, come scoprirete nelle pagine seguenti.

• **Esterno**: attraverso le ghiandole sudoripare, la pelle ci permette di eliminare una grande quantità di tossine. Il metodo migliore per aiutarla è molto semplice: sudiamo! Possiamo fare sport e concederci una sauna o un hammam, metodi ancor più efficaci.

☞ Non rimanete mai per più di 20 minuti in una sauna e non utilizzatela mai come alternativa all'esercizio fisico e a un'alimentazione sana.

Nella nostra vita di tutti i giorni ci sono tre fonti principali di sostanze tossiche, responsabili anche dell'aumento di peso:

alimentazione, stress e inquinamento esterno. Noi agiremo contemporaneamente su tutti questi colpevoli.

Diete tossiche

I regimi alimentari estremi sono fonti di tossine. Se avete seguito una dieta iperproteica, probabilmente avrete ormai ripreso tutti i vostri chili, e vi ricorderete pure che all'epoca avevate un colorito spento, l'alito pestilenziale, l'energia ridotta al minimo, il morale sotto i tacchi, per non parlare del frequente mal di testa. Le associazioni di nutrizionisti e alcune persone che hanno seguito questa dieta hanno inoltre denunciato insufficienze renali e problemi intestinali.

Ma perché? L'organismo non è equipaggiato per eliminare l'eccessiva produzione di corpi chetonici, ovvero i residui che si formano quando metabolizziamo le proteine. Queste tossine vengono eliminate dai reni, da cui la necessità di bere molta acqua quando si segue un regime iperproteico (che io, alias la vostra coach, vi sconsiglio caldamente!).

Stesso risultato e stessi problemi con le tossine si riscontrano nelle monodiete, per esempio quella che prevede solo zuppa di cavolo, quella di ananas o quella con succo di limone e pepe di Cayenna.

Pensate forse che basti digiunare per risolvere il problema? Ma certo che no! Spinto lontano dalla sua *comfort zone*, il corpo che digiuna andrà ad attingere ai suoi grassi di riserva (da non confondere con le riserve di grasso) e alla sua massa muscolare, non al tratto digestivo o alle riserve di glicogeno come in un'alimentazione normale e bilanciata. Questo provoca una produzione notevole di sostanze di scarto, e quindi un aumento delle tossine nell'organismo.

L'alimentazione

L'ALIMENTAZIONE moderna contempla troppo spesso un apporto massiccio di proteine e uno troppo scarso di fibre, così come una quantità eccessiva di grassi saturi, zuccheri e sodio (sotto forma di sale da cucina).

Per migliorare il gusto, la consistenza, il colore e la durata dei prodotti l'industria agroalimentare utilizza oltre 2.800 sostanze, ovvero conservanti, addensanti, emulsionanti, coloranti e dolcificanti che contribuiscono all'aumento della quantità di tossine nell'organismo. Se poi aggiungiamo anche i pesticidi utilizzati in agricoltura, otteniamo un mix esplosivo che viene eliminato dall'organismo solo con molta fatica, se ci riesce, e che lo lascia spossato (e lascia spossati pure noi).

Vediamo dunque le cinque tossine principali che provengono dall'alimentazione.

Il mercurio dei grossi pesci carnivori

Personalmente amo molto il pesce, naturalmente ricco di grassi sani (i celebri omega 3, che pare migliorino le funzioni cerebrali) e proteine magre. Il pesce è infatti caratterizzato da un elevato valore nutrizionale. Il problema, però, è che risulta anche contaminato da inquinanti ambientali come diossina, PCB (policlorobifenili), metilmercurio. Il mercurio, in particolare, si trova soprattutto nei pesci più grassi, come il tonno, e in quelli predatori. Il che è logico, dato che questi si collocano alla fine della catena alimentare, e a ogni livello di questa catena il pesce più grande che mangerà quello più piccolo immagazzinerà anche una quantità sempre maggiore di mercurio.

L'esposizione cronica a livelli elevati di mercurio può avere effetti negativi sulla salute, e in particolare sul sistema nervoso, provocando anche intorpidimenti e pizzicori a livello delle estremità, vista annebbiata, riduzione dell'udito e deficit cognitivi. L'esposizione al metilmercurio durante la gravidanza può provocare nel feto ritardi nello sviluppo o a livello neurologico. Infine, il metilmercurio può avere effetti deleteri sull'apparato digerente e sui reni.

È per questo motivo che vi consiglio di limitarvi ai pesci di piccola taglia, come acciughe e sardine, ai pesci selvatici delle riserve, come l'Alaska (ma attenzione, anche questi contengono pur sempre una piccola parte di tossine ambientali, dovute all'acqua che scorre liberamente intorno al globo), o di allevamento biologico. È molto importante che l'allevamento sia biologico in quanto spesso quelli non biologici nutrono i loro pesci con sostanze discutibili, e quindi potenzialmente tossiche. Vi consiglio di andare a visitarne uno per rendervene conto di persona.

I pesticidi e altri trattamenti chimici usati in agricoltura

Alcune tossine ambientali, come i fertilizzanti chimici industriali, i pesticidi, i fungicidi e altri prodotti di sintesi utilizzati in agricoltura, e che si ritrovano in grandi quantità nella frutta e nella verdura, possono imitare gli ormoni, cioè i messaggeri naturalmente secreti dall'organismo, come gli estrogeni. È per questo motivo che vengono anche definiti «perturbatori endocrini». Ebbene, numerose malattie metaboliche, come l'obesità, il diabete e le patologie cardiovascolari, potrebbero essere dovute a un'esposizione eccessiva a questi perturbatori endocrini. In effetti, andando a disturbare il sistema ormonale, questi composti potrebbero modificare l'azione dei neurotrasmettitori (come la serotonina) e agire sul metabolismo.

☞ Una mela Golden può subire 32 trattamenti chimici dal momento della fecondazione del fiore fino al suo arrivo sulla vostra tavola. Passate al biologico!

Lo sciroppo di glucosio-fruttosio

Quando parliamo di sciroppo di glucosio-fruttosio (HFCS o *High Fructose Corn Syrup*) pensiamo immediatamente allo zucchero tradizionale, ovvero lo zucchero bianco, ma in forma liquida. Nulla di tutto ciò! Ben lontano dall'essere naturale, lo sciroppo di glucosio-fruttosio è sempre più presente nei prodotti industrializzati. Lo consumate anche senza saperlo, basta osservare l'elenco degli ingredienti sulle etichette di biscotti, dolciumi e piatti pronti: persino i cracker dall'aspetto più innocente ne contengono.

Lo sciroppo di glucosio-fruttosio, inventato nel 1957, è prodotto dall'amido dei cereali, più frequentemente il mais. Il suo potere dolcificante, maggiore rispetto a quello dello zucchero bianco tradizionale (saccarosio), e la sua capacità di enfatizzare i sapori ne hanno purtroppo fatto un ingrediente interessante per l'industria agroalimentare perché poco costoso. Ecco il motivo per cui prende sempre più spesso il posto del saccarosio nei prodotti alimentari.

Per quanto riguarda il gusto, sostituire il saccarosio con il glucosio non provoca grandi differenze. Al contrario, l'effetto del glucosio-fruttosio sulle nostre funzioni ormonali è una minaccia invisibile.

Ma per quale motivo, mi direte voi, il fruttosio può essere uno zucchero «buono» se è contenuto nella frutta che consumiamo ogni giorno, e «cattivo» se si trova nell'HFCS? Ebbene, se presente in piccole quantità, nella nostra porzione abituale di frutta, non crea alcun problema perché è associato a fibre, acqua e altri elementi. Ma isolato dalle fibre della frutta, che rallentano la digestione dello zucchero, e assorbito in quantità eccessive, incrementa il livello di trigliceridi (grasso) e di colesterolo, provocando un aumento del grasso depositato, e quindi un sovrappeso.

Ormai l'avrete capito: per restare magri o per perdere peso, leggete innanzitutto le etichette di quello che acquistate e se individuate la presenza di HFCS, zucchero di glucosio-fruttosio, sciroppo di glucosio-fruttosio, sciroppo di mais, zucchero di mais e simili non acquistateli.

I dolcificanti

Ed ecco la mia vera bestia nera, primi responsabili della difficoltà di dimagrire incontrata da numerose persone in sovrappeso. Studi ufficiali e meta-studi dimostrano che queste sostanze sono ampiamente responsabili dell'attuale epidemia di obesità e della difficoltà a dimagrire che incontra la maggior parte dei soggetti in sovrappeso.

Chiamati anche «falsi zuccheri», questi edulcoranti invadono ormai i nostri cibi da qualche decennio. In effetti, pur avendo un potere dolcificante uguale o superiore a quello del saccarosio, non apportano calorie (si dicono infatti «alimenti senza valore nutritivo»). Un vero miracolo! Finalmente possiamo consumare cibi dolci ma senza gli effetti negativi dello zucchero sul nostro organismo, no? Che sogno. Ma allora qual è l'inghippo?

Alcuni ricercatori hanno scoperto che se inganniamo il nostro cervello facendogli credere che stiamo mangiando qualcosa di dolce, però non assumiamo le calorie che invece si aspetta, la voglia di dolce aumenta, spingendoci a un maggiore consumo di cibi zuccherini. Uno studio condotto da ricercatori irlandesi circa l'impatto delle bevande dietetiche sull'appetito e sulle abitudini alimentari della gente comune (non di atleti) nell'arco della giornata l'ha dimostrato senza ombra di dubbio: i cibi e le bevande dietetiche attutiscono la capacità di avvertire correttamente la fame.

☞ I cibi dietetici sono una trappola. Sono costosi e non potranno mai sostituire un'alimentazione equilibrata.

Ecco i principali dolcificanti: noterete che alcuni rappresentano una scelta più sana di altri.

Acesulfame K

Noto anche come E950, il suo potere dolcificante è 200 volte maggiore rispetto allo zucchero comune, ma apporta zero calorie. Ed è molto resistente al calore, quindi lo si può utilizzare per preparare dolci al forno. Peccato che sia letteralmente troppo buono per essere vero, e infatti non può essere metabolizzato dal corpo. I nostri enzimi digestivi non riescono a scinderne le molecole e i reni dovranno lavorare il doppio per espellerle, il che può provocare problemi renali nel lungo periodo. Da evitare.

Aspartame

Si tratta di un dolcificante artificiale (chiamato anche E951), inventato nel 1965, il cui potere dolcificante è di 200 volte più elevato rispetto a quello del saccarosio. Dal momento in cui è stato lanciato sul mercato americano, nel 1974, questo additivo è stato oggetto di numerose polemiche, ma grazie a lobby industriali molto potenti è riuscito nell'impresa di rimanere ancor oggi nella nostra alimentazione. Attualmente lo si trova in quasi tutti gli yogurt, dolcetti, caramelle, chewing-gum e gelati definiti dietetici o light.

☞ Nel dicembre 2013 l'ente della Comunità Europea che si occupa di sicurezza alimentare (*European Food Safety Authority* o EFSA) ha pubblicato il suo parere, secondo cui l'aspartame non rappresenta una minaccia per la nostra salute.

È interessante notare che negli Stati Uniti questo prodotto tanto innocente è sconsigliato alle donne in stato di gravidanza e ai diabetici, ma non è vietato in Francia, in Italia o nel Regno Unito. Comunque, anche se privo di calorie, l'aspartame ha lo stesso effetto dello zucchero bianco sulla glicemia. Provoca infatti una reazione insulinica: stimola il pancreas a secernere insulina, l'ormone che induce le cellule a immagazzinare glucosio e grasso. In altre parole, non fa ingrassare di per sé, ma spinge il nostro corpo a immagazzinare una quantità maggiore di cibo reale.

Ecco perché persino le bibite gasate poco caloriche addolcite con aspartame – quelle in genere vendute come light, diet o 0 zuccheri – vi trasformano in una macchina che accumula grasso. Inoltre una bevanda gasata viene generalmente servita molto fredda, e questo aumenterà la sensazione di fame, inducendovi a consumare qualche cibo. Per quanto riguarda le bevande, quindi, è sempre meglio limitarsi ad acqua naturale o tè verde, che ha un basso apporto calorico.

Gli effetti dell'aspartame sull'appetito

L'impatto dell'aspartame sull'aumento di peso è stato dimostrato svariate volte, ma uno dei miei studi preferiti è quello condotto da Katherine Appleton della Queen's University di Belfast.

A tre podiste viene consegnata una bottiglia di liquido ognuna, senza dir loro cosa contiene. La prima bottiglia contiene acqua, la seconda una bibita gasata addolcita con zucchero comune, la terza una diet soda dolcificata con aspartame.

Dopo che ogni podista ha bevuto la sua bottiglia, Katherine Appleton le ha fatte correre per 20 minuti, quindi ha dato loro lo stesso pasto, con una sola indicazione: smettete di mangiare quando vi sentite sazie.

Ha ripetuto più volte questo esperimento nel corso di dieci anni, e ogni volta ha notato lo stesso risultato: i soggetti che mangiano di più sono sempre quelli che hanno bevuto la bibita gasata dietetica: hanno consumato una media di 150 calorie in più a ogni pasto.

Nonostante le ricerche di Katherine Appleton, i fabbricanti di bevande gasate definite dietetiche o diet continuano tuttora a negare che provochino una più intensa sensazione di fame e quindi aumentino l'appetito. Ma se il consumo di una bibita con aspartame prima di un pasto fa assumere 150 calorie in più, basteranno 50 giorni per aumentare di 1 chilo, visto che servono circa 7.500 calorie extra per accumulare 1 chilo di grasso.

Spaventoso!

Eritritolo

Si tratta di un polialcol scoperto nel 1874 ma utilizzato solo alcuni anni dopo nell'industria alimentare. È un dolcificante naturale perché può essere rinvenuto nella frutta, negli alimenti fermentati e nella salsa di soia. Ha un potere dolcificante leggermente più alto rispetto allo zucchero, con due vantaggi: non provoca carie e non apporta calorie. Fino a ora non si conoscono studi che ne abbiano dimostrato eventuali pericoli per la nostra salute.

Fruttosio

Noto per essere lo zucchero della frutta, il fruttosio è il dolcificante naturale con il più basso indice glicemico e provoca un aumento insignificante della glicemia (livello di zucchero nel sangue). Per questo motivo viene raccomandato ai diabetici come sostituto naturale dello zucchero. Ma alla luce di numerose ricerche sappiamo che, pur non provocando un aumento della glicemia, fa incrementare i livelli di trigliceridi (il grasso nel sangue). Il fruttosio quindi va bene nel suo stato naturale (dato che la fibra contenuta nella frutta previene l'aumento dei trigliceridi) ma non dovrebbe mai essere usato come dolcificante. Da evitare.

Maltitolo

Ecco il dolcificante responsabile dell'intenso senso di freschezza che si percepisce in bocca con determinati alimenti (per esempio il chewing-gum). Questo dolcificante, che in realtà è un polialcol, è uno dei pochi autorizzati per i diabetici perché non ha alcun effetto sulla glicemia. Deriva dal maltosio per idrogenazione, e può risultare lassativo se consumato in grandi quantità. Non favorisce la formazione di carie nei denti (come fanno altri dolcificanti, per esempio l'aspartame) e quindi dovrebbe essere scelto al posto di questo, però non è privo di calorie: ne apporta 2,4 per grammo rispetto alle 4 del saccarosio.

Saccarina

Ed ecco il dinosauro di tutti i dolcificanti artificiali! Creato nel 1879, ha un potere dolcificante molto elevato (da 300 a 400 volte più dello zucchero comune) e zero calorie. Questo falso zucchero lascia un forte gusto metallico in bocca, ma ha dimostrato una notevole capacità di resistere al calore e al tempo, per cui è stato ben presto usato come stabilizzatore insieme ad altri dolcificanti.

Stevia

Utilizzata da migliaia di anni in Sud America e consumata in Giappone sin dagli anni Cinquanta del secolo scorso, rappresenta attualmente oltre il 50% dei dolcificanti venduti in quel Paese. Sebbene non siano mai stati pubblicati studi che ne dimostrino eventuali pericoli per la salute, ci sono comunque voluti anni prima che altri Paesi la autorizzassero come integratore alimentare, ma nel 2014 si trova ormai in tutti i Paesi occidentali.

La stevia è una pianta erbacea della famiglia delle Asteraceae. Le sue foglie, essiccate e sminuzzate, hanno un sapore molto dolce: il suo potere dolcificante è di 150-300 volte maggiore rispetto a quello dello zucchero comune e non apporta calorie, quindi viene consigliata ai diabetici.

Potete utilizzare la stevia quando cucinate, ma non scaldarla oltre i 220° (per capirci, non potete preparare marmellate con la stevia, ma torte sì). Inoltre ha diverse proprietà sorprendenti: diminuisce il livello di zucchero nel sangue, riduce la pressione sanguigna, è un leggero diuretico naturale. Consigliata fino a prova contraria.

Sucralosio

Commercializzato come Splenda negli Stati Uniti, ha altri nomi commerciali e codice E955 in Europa: si trova praticamente ovunque. È un derivato dello zucchero bianco comune (saccarosio) e ha un elevato potere dolcificante con zero calorie. In seguito ad alcuni studi che ne hanno denunciato i potenziali pericoli ha subìto una campagna stampa negativa, ma nessuno studio in doppio cieco è mai stato condotto così a lungo da dimostrare che il sucralosio è effettivamente pericoloso. Nel dubbio evito di utilizzarlo regolarmente, ma se rimango senza stevia questo dolcificante rappresenta la mia seconda scelta.

Xilitolo

Questo polialcol viene estratto dalla corteccia della betulla e da altri vegetali. Spesso venduto in polvere, lo xilitolo è un dolcificante naturale proprio come la stevia. Ha lo stesso potere dolcificante e lo stesso sapore dello zucchero bianco classico, ma apporta circa metà calorie. Presenta due vantaggi principali: protegge i denti evitando la formazione di batteri in bocca e rimineralizza lo smalto, una proprietà che non ha nessuno degli altri polialcoli. Quindi controllate sempre l'etichetta sul vostro chewing-gum!

Altri additivi: coloranti artificiali, esaltatori di sapidità e gusto, conservanti

Utilizziamo additivi sin dall'alba dei tempi (o quasi) per migliorare il sapore, la consistenza, il colore e la durata di un alimento. Gli antichi romani usavano il salnitro (o nitrato potassico). Gli egiziani impiegavano coloranti alimentari per i loro dolci e verso la fine dell'Ottocento fu inventato il primo agente lievitante chimico. Con il passare del tempo siamo diventati sempre più creativi rispetto alle sostanze che aggiungiamo alle nostre ricette per far sì che il prodotto finale rimanga fresco più a lungo, abbia una consistenza più soffice, un colore più invitante eccetera. Qualche volta questi interventi sono migliorativi, ma spesso incrementano i livelli di tossine nel nostro organismo, causando un aumento di peso.

L'additivo che più esemplifica gli eccessi attuali dell'industria alimentare è l'MSG (glutammato monosodico), nome in codice E621. Questo additivo esiste sotto una grande varietà di nomi come glutammato, glutammato di sodio, acido glutammico, glutammato di monopotassio, GMS, MSG. È davvero ovunque: lo si ritrova nelle patatine, nelle zuppe «casalinghe», nelle caramelle e in quasi tutti i piatti pronti. Tuttavia, non solo il glutammato non contiene vitamine o altri elementi benefici per il nostro corpo, ma aumenta in modo insidioso il nostro appetito, facendoci mangiare troppo.

☞ Già quarant'anni fa, il dottor John Olney, neuroscienziato della facoltà di Medicina della Università di Saint Louis, a Washington, aveva predetto che se l'E621 fosse stato autorizzato, nel mondo sarebbe scoppiata un'epidemia di obesità e sarebbero aumentati i casi di diabete di tipo II.

In breve: evitate tutti i prodotti che contengono questo esaltatore di sapidità e avrete fatto un bel passo avanti verso un dimagrimento rapido.

Sigarette, alcol e caffeina

Sigarette. Fumare avvelena tutto il corpo: ingrigisce l'incarnato, provoca affaticamento, riduce la capacità polmonare e dimezza la vitamina C che assumete. Inoltre il fumo passivo danneggia chi vi sta intorno. Certo, non si può lottare nello stesso tempo su tutti i fronti, quindi scegliete in modo oculato la vostra battaglia e l'ordine delle priorità. In altre parole, prima mirate a perdere peso e poi a smettere di fumare, o il contrario, ma non entrambi contemporaneamente, altrimenti correreste il rischio di un fallimento dovuto a un eccesso di aspettative. Se fumate, i menu Detox vi aiuteranno a bilanciare almeno in parte gli effetti della vostra pericolosa assuefazione alla sigaretta, aumentando la capacità fisiologica di eliminare le tossine.

Alcol. Può anche avere un impatto positivo, a patto che venga consumato in piccole quantità. È stato dimostrato che i polifenoli possono aiutarci a combattere le malattie cardiovascolari: con un bicchiere di vino rosso al giorno per le donne, e due al giorno per gli uomini (lo so, la vita può essere ingiusta!) vi potete considerare protetti. Oltre questo livello di consumo, il vino diventa invece tossico. Quindi evitate di consumare vino durante la fase Detox e quella Booster, ma durante tutto il resto del tempo potrete concedervi il vostro rosso preferito. Che meraviglia, eh?

Caffeina. Non si tratta di un veleno, ma se ne assumete troppa durante il giorno, come del resto avviene per molte altre cose, potreste ritrovarvi con palpitazioni e notti insonni. Detto questo, alcuni studi affidabili sostengono che bere un caffè al giorno (quando si vuole) può apportare svariati benefici: vi mantiene vigili ed è ricco di antiossidanti. Alcuni studi hanno individuato un legame tra consumo di caffè e diminuita mortalità generale, nonché specifica mortalità cardiovascolare, sebbene questo dato non sia valido per i più giovani che bevono grandi quantità di caffè. Se avete intenzione di bere più di una tazzina al giorno, posso suggerirvi di sostituirle gradualmente con il tè, ancor meglio se verde?

Segue

Il caffè è ammesso in quantità moderate durante le fasi Equilibrio e Attacco, mentre è meglio evitarlo nelle fasi Detox e Booster. Detto questo, se astenervi dalla vostra dose mattutina di caffè vi creerebbe troppo stress, inutile e controproducente, allora concedevetela pure, ma non andate oltre.

Lo stress

☞ Lo stress fa ingrassare.

Non si può vivere senza stress. È essenziale alla nostra sopravvivenza ed è un compagno fedele di uomini e animali sin dalla notte dei tempi. E, nonostante quasi tutti ce ne lamentiamo, dobbiamo ringraziarlo: è grazie allo stress, infatti, che ci scatta il riflesso spontaneo di saltare via quando arriva una moto a tutta velocità o un cane aggressivo cerca di morderci.

È sempre lo stress che ci trasforma in supermamme quando dobbiamo farci in quattro per gestire una vita già di per sé iperattiva, un bambino malato e un lavoro urgente che il capo o un cliente ci chiede… per ieri. E che ci crediate o no, è sempre lo stress che dobbiamo ringraziare per provare l'intensa gioia di innamorarci.

La tensione manda infatti un segnale al nostro cervello per farci adattare alle diverse situazioni quotidiane. Tuttavia, per quanto riguarda il peso e la salute, c'è un'enorme differenza di impatto tra lo stress acuto (istinto di sopravvivenza) e lo stress cronico (chiamato anche stress ossidativo), che ha una correlazione diretta scientificamente dimostrata sull'aumento di peso.

In effetti, lo stress influenza la secrezione del cortisolo, un ormone prodotto dai reni che determina la capacità del corpo di gestire le riserve di energia (cioè il grasso immagazzinato). Quando il nostro corpo è stressato produce più cortisolo, che porta un aumento dei livelli di zucchero nel sangue.

Uno studio svolto dall'Università di Yale ha dimostrato che le donne fortemente stressate hanno livelli più elevati di cortisolo (logico) e che il grasso intorno al girovita (grasso tossico o nocivo) è più evidente rispetto a quello delle donne mediamente meno stressate. Inoltre, una quantità eccessiva di cortisolo può portare a uno stato depressivo che, a sua volta, induce a consumare spuntini per compensare la sensazione di «sentirsi giù». Essenzialmente, livelli di cortisolo particolarmente elevati aumentano la nostra attrazione nei confronti dello zucchero e dei grassi nocivi (grassi saturi). Se andiamo ad analizzare quali sono gli alimenti verso cui ci sentiamo attratti quando siamo stressati, noteremo molto raramente una sana voglia di cetrioli!

Gli elevati livelli di cortisolo provocano inoltre un maggior immagazzinamento di tossine nelle cellule grasse, e nel tempo possono gradualmente inibire il buon funzionamento della tiroide, la ghiandola che ha il compito di gestire il metabolismo di tutte le cellule nel nostro organismo grazie alla secrezione degli ormoni T_3 e T_4. Un disordine in questa funzione porta a un rallentamento a lungo termine del metabolismo basale (l'energia necessaria per vivere). Così, se non riduciamo la quantità di calorie ingerita quotidianamente o aumentiamo l'attività fisica, ci ritroveremo ad accumulare più grasso.

Ecco perché durante la fase Detox impareremo a gestire meglio lo stress cronico (dato che non possiamo eliminarlo totalmente), riducendo al contempo i livelli di cortisolo e tossine.

Si tratta quindi di disintossicare tutto uno stile di vita, che unito a un'alimentazione intelligente ci aiuterà a innescare una rapida perdita di peso.

Come ridurre lo stress negativo che ci porta a ingrassare

Problema 1: connessi ventiquattr'ore al giorno, sette giorni su sette

Essere continuamente connessi e raggiungibili è un fattore che aggrava lo stress: consultare frequentemente Facebook, rispondere a messaggi sul cellulare e a tutte le telefonate, leggere compulsivamente le ultime notizie, svegliarsi con l'idea di controllare le mail... Una vita simile non lascia mai un momento per se stessi, per non parlare di quanto questo genere di attività risulti sedentario. Se siamo in questa fase *overloaded*, di sovraccarico, riusciamo a compiere tutte queste attività grazie all'adrenalina, ma un simile stile di vita avvelena l'organismo e ci fa accumulare chili.

Soluzione: fare un giorno alla settimana di digiuno da notizie e attività sui social media.

Il mondo non smetterà di girare se non leggerete le news per ventiquattr'ore né perderete gli amici di Facebook se non aggiornerete costantemente il vostro profilo. Scegliete, se possibile, un giorno durante il weekend, in modo da poter sfruttare il digiuno elettronico per uscire e immergervi nella cultura, provare nuove ricette, incontrare amici o andare a fare una lunga passeggiata nei boschi.

Problema 2: i vampiri dell'energia

Tra un capo esigente che fissa le riunioni dopo l'orario di lavoro, quando sa benissimo che il vostro bambino esce da scuola alle 16, un vicino che ascolta la musica a tutto volume di notte, la finta amica che vi chiede perché mai fate una dieta, tanto non ci riuscirete mai, e il collega che vi porta ogni singolo giorno biscotti e caramelle pur sapendo benissimo che volete perdere peso, siamo davvero circondati da quelli che io chiamo «vampiri dell'energia». Aumentano il nostro livello di stress e la tendenza a ingrassare, ostacolandoci se vogliamo dimagrire.

Soluzione: scoprire e bandire questi vampiri.

Marcate come spam le e-mail deprimenti dell'amica in modo che vadano a finire direttamente nel cestino. Inventate una grave allergia a uova o latte per esimervi educatamente dal mangiare dolci e biscotti del collega. Spiegate sempre educatamente al vostro capo che si possono anche fissare le riunioni prima. E se i vicini ascoltano la musica alle sei del mattino, suggeritegli di sfruttare quella stessa musica per fare un po' di esercizio, e poi unitevi a loro e fate ginnastica!

Problema 3: cattiva respirazione

Essere stressati significa respirare male, e respirare male implica gonfiarsi. L'equazione è molto semplice, ma il nesso non è altrettanto facilmente intuibile. Ebbene: quando siamo stressati non inspiriamo ed espiriamo profondamente come dovremmo, ma lo facciamo in modo superficiale perché il diaframma, che si contrae per permettere di inspirare e si espande per permettere di espirare, non fa più il suo lavoro in modo adeguato. I nostri polmoni ci forniscono meno ossigeno, e il diaframma troppo teso porta a una compressione dell'addome, creando così dolori addominali anche intensi e – cosa abbastanza imbarazzante – gas. È questo che ci provoca quel gonfiore tanto fastidioso.

Per capire se e in che misura lo stress colpisce anche l'intestino, fermatevi un attimo a riflettere: avete forse notato se quando siete stressati non respirate bene e siete costretti a sospirare o fare un respiro profondo ogni tanto? E se lo fate, percepite forse dolori addominali? Vi sentite gonfi?

Soluzione: *imparare a respirare in modo corretto per ritrovare la pancia piatta.*

Imparate la respirazione addominale e praticate questa tecnica yoga, il mio modo preferito per rilassarmi. La respirazione addominale prevede di gonfiare l'addome quando inspirate (riempiendolo fino in fondo di aria), quindi sgonfiarlo quando espirate (espellete profondamente l'aria finché la vostra pancia tornerà piatta). Non dovete forzare troppo il movimento: assecondate il respiro e lasciatelo circolare in modo fluido. Fatelo per due o tre minuti ogni volta che siete stressati, o ancora meglio quando sapete che probabilmente vi stresserete. Consultate il box successivo per scoprire ulteriori informazioni sulle mie tecniche preferite.

Tre tecniche antistress

Prepararsi per una situazione stressante

1. Sedetevi con la schiena diritta contro una parete. Immaginate di avere un filo sulla cima della testa, che vi tira verso l'alto.
2. Appoggiate la mano sinistra sul ginocchio e chiudete gli occhi.
3. Piegate tutte le dita della mano destra a eccezione dell'indice e del pollice.
4. Con l'indice della mano destra chiudete la narice sinistra e inspirate profondamente; al termine dell'inspirazione chiudete la narice destra con il pollice, liberate il dito indice ed espirate attraverso la narice sinistra.

Segue

5. Ora inspirate di nuovo attraverso la narice sinistra, chiudetela delicatamente, liberate la narice destra, poi espirate e inspirate di nuovo.
6. Ripetete l'intero ciclo con calma, per 5-10 minuti. Fate in modo che la fase di espirazione duri il doppio di quella di inspirazione.

Ritrovare la calma interiore

1. Sdraiatevi di schiena con gli occhi chiusi e le gambe piegate, tenendo i piedi piatti sul pavimento, alla stessa larghezza dei fianchi.
2. Inspirate e contate fino a 4.
3. Trattenete il respiro per alcuni secondi.
4. Espirate contando fino a 8.
5. Ripetete fino a quando avete riacquistato la calma interiore. Potete arrivare a contare fino a 16 quando espirate.

Combattere gli attacchi di panico e l'ansia

1. Sedetevi con la schiena diritta e le mani posate sulle cosce.
2. Inspirate ed espirate profondamente, con lentezza.
3. Contraendo la parte inferiore dell'addome espirate a piccoli sbuffi, 10 o 20.
4. Inspirate come se pronunciaste la sillaba «so».
5. Espirate con il suono di «amm». Continuate per 10-15 minuti.

PROBLEMA *4: carenza di sonno*

Lo sapete già: dormiamo male quando siamo sotto pressione.

Svariate ricerche sull'argomento dimostrano che nella nostra società frenetica dormiamo sempre meno, e questa mancanza di sonno è stata collegata a:

- maggiore difficoltà a perdere peso;
- più marcata tendenza ad accumulare chili.

Perché? Detto in parole semplici: quando dormiamo, e quando il nostro corpo si rigenera, produciamo gli ormoni leptina e grelina.

Dato che la leptina blocca l'appetito e la grelina lo stimola, e in carenza di sonno produciamo più grelina e meno leptina, è facile comprendere come una mancanza di sonno possa farci mangiare di più, aumentando forzatamente il nostro appetito. Avete notato che se ritornate a casa dopo una festa finita molto tardi, o semplicemente dopo una notte insonne, vi sentite affamati?

E se pensate che recuperare ore di sonno durante il weekend sia sufficiente per compensare le notti brevi durante la settimana, vi sbagliate clamorosamente. Su questo aspetto gli studi sono unanimi: due notti di sonno insufficiente e il circolo vizioso è già in movimento. In effetti, una ricerca condotta presso l'Università di Chicago ha dimostrato che bastano due giorni di deprivazione di sonno perché i livelli di leptina precipitino, e in cambio l'appetito aumenti di un incredibile 45%! E i volontari non erano affatto attratti da mele, cetrioli o mandorle, bensì da alimenti ipercalorici come pizza, snack salati, caramelle, gelati e così via.

Non esagerate però nemmeno in senso opposto, diventando dei ghiri: anche se dormite più di quanto serva al vostro corpo, non zittirete l'appetito. In base alla regola più accreditata attualmente, l'ideale sono sette-otto ore di sonno di buona qualità ogni notte.

SOLUZIONE: *dormire di più per perdere peso più rapidamente.*

Oltre al digiuno settimanale da video, sostituite la soap opera quotidiana con un buon vecchio libro e spegnete la luce prima delle 23, meglio se alle 22: in un paio di giorni noterete un aumento dei livelli energetici e una diminuzione dei livelli di stress.

Non rimandate a domani! Iniziate da questa notte.

Decidete in modo consapevole di non guardare la televisione, stare davanti al computer o leggere e-mail dopo le 19. Spegnete le luci e bloccate tutte le fonti di rumore prima di andare a letto.

Non guardate la TV né lavorate a letto. Imparate a svegliarvi seguendo il ritmo naturale del vostro corpo e non il suono della sveglia, che può interrompere una fase di sonno profondo. Durante il fine settimana (e anche durante la settimana, se lavorate a casa) concedetevi il diritto di fare un pisolino energizzante di mezz'ora (non di più, perché altrimenti potreste turbare i ritmi di sonno notturno).

Azioni di Riduzione dello Stress (ARS)

1. Seguite un rigido digiuno da notizie e attività sui social network di domenica, o in un qualsiasi altro giorno a scelta.
2. Elencate cinque vampiri di energia che vi impediscono di perdere peso ed eliminateli dalla vostra quotidianità (in modo figurato, ovviamente!).
3. Praticate le tecniche di respirazione addominale (pp. 51-52) quando vi svegliate e prima di un evento molto stressante.
4. Concedetevi un cambio nella routine del sonno:

- questa sera, niente TV. Scegliete un libro adatto, così da prepararvi in anticipo;
- andate a letto alle 22 o poco più, o quando siete stanche - e non quando il film è finito;
- fate in modo di dormire sette-otto ore per sei notti alla settimana.

Queste ARS devono entrare a far parte della vostra vita. È comprensibile che troverete difficile adottarle tutte insieme, ma passo dopo passo, andate avanti secondo il vostro ritmo. Non appena avete inserito nella vostra vita una nuova abitudine, segnatela e passate a quella successiva. Grazie a questo approccio lento, simile al passo di un bambino, avrete di sicuro successo!

Piano d'azione contro lo stress

Sono certa che avrete molti altri consigli o idee antistress adatti alla vostra situazione personale. Scriveteli qui di seguito: in questo modo vi soffermerete a valutarli, organizzerete i vostri pensieri intorno a loro e li inserirete nella vostra routine quotidiana.

....

....

....

....

....

....

....

Gli inquinanti esterni

Questa fonte di tossine è molto diffusa e non può essere sempre evitata: possiamo proteggerci dall'inquinamento atmosferico dovuto ai gas di scarico delle auto, alle industrie, ai prodotti chimici e all'aria condizionata solo se ci ritiriamo a vivere nella foresta vergine... Tuttavia, con alcune piccole precauzioni potrete ridurre sensibilmente le tossine nella vostra esistenza.

Evitate di fare esercizio fisico verso la fine della giornata, quando l'ozono e i livelli di polveri sottili sono al massimo. Se dovete fare esercizio fisico quando l'inquinamento è ai massimi, tenete sempre una sciarpa o un fazzoletto sul naso (pratica comune in molti Paesi asiatici). Rimarrete stupite da quanta fuliggine e quanto sporco saranno visibili sul tessuto!

Se state risistemando la casa, fate in modo di utilizzare vernici e colle a base di acqua.

Quando fa caldo cercate di svezzarvi gradualmente dall'aria condizionata in auto, aumentando progressivamente la temperatura e abituandovi a non ricorrere troppo spesso al condizionatore.

Nei mesi invernali fate invece il contrario. In questo modo ridurrete la quantità di muffe che inalate (perché, indipendentemente da quello che vi dicono, le muffe si formano comunque in qualsiasi impianto che fa circolare aria e vapore).

Sostituite i detersivi standard, che sono sovraccarichi di sostanze chimiche, con i loro consimili naturali, biodegradabili e amici dell'ambiente.

Gli esercizi Detox della «25ª ora»

QUESTI esercizi sono stati studiati appositamente per adattarsi alla vita frenetica: in sostanza, porteranno la ginnastica nella vostra quotidianità, e non il contrario. Se vi alzate presto e li inserite nella routine giornaliera, ben presto noterete un'enorme differenza nel vostro livello di fitness e di tonicità fisica. Sono inoltre ideali quando siete in una fase Detox molto intensa, ovvero se avete iniziato con livelli di tossicità altissimi e vi sentite più stanchi del solito. Impegnatevi a eseguirli cinque volte al giorno.

Braccio di ferro

Ecco un esercizio molto facile da fare a casa se avete figli adolescenti o un partner disponibile. Chiedete loro di sfidarvi in un braccio di ferro speciale, dove l'obiettivo non è vincere costringendo l'avversario ad appoggiare il braccio sul tavolo, ma piuttosto mantenere il braccio in posizione eretta contro il loro, senza muovervi, più a lungo che potete. Lo scopo è di conservare la posizione iniziale per 30 secondi, poi sempre di più. Cercate di farlo tutti i giorni: rimarrete sorprese nel sentire la forza che vi scorre nelle vene e poi nel notare la tonicità dei bicipiti dopo alcune settimane.

Accovacciarsi in bagno

Se bevete la giusta quantità di acqua, Sobacha (p. 90) e tè ogni giorno, sentirete il bisogno di andare in bagno di frequente anche se non avete problemi di vescica. Ma anziché sedervi sul water, come d'abitudine, rimanete sollevate e mantenete questa posizione fino a quando avete «finito». Ripetendo questo esercizio di rafforzamento dei quadricipiti – in pratica, uno squat non eccessivo – ogni volta che andate in bagno, ovvero almeno sei volte al giorno, vi ritroverete con le cosce di un'Amazzone dopo appena qualche settimana, ve lo garantisco!

Brasiliana

Potete fare questo esercizio mentre vi lavate i denti: dato che in media investiamo 6 minuti al giorno nell'igiene orale, ovvero 42 minuti alla settimana, vi ritroverete a dedicare la stessa quantità di tempo per le contrazioni dei glutei, ovvero l'equivalente di una seduta intera in palestra per rassodare le natiche, e senza sudare!

1. Mettetevi in posizione eretta, con i piedi alla stessa larghezza dei fianchi, e piegate leggermente le ginocchia.
2. Tenete gli addominali contratti e la schiena diritta (senza inarcarla), spingendo i fianchi in avanti mentre contraete i glutei.
3. Terminate il movimento riportando indietro le anche e rilasciando i glutei.
4. Ripetete la sequenza fino a quando avrete finito di lavarvi i denti.

Preghiera hindu

Il seno non ha di per sé una struttura muscolare e quindi non possiamo tonificarlo direttamente, ma possiamo rassodare quello che io chiamo il «reggiseno naturale»: i pettorali e il sottoscapolare, tutti coinvolti nella tonicità del seno. Personalmente lo eseguo con regolarità ogni mattina dopo la doccia. Ovviamente potete anche decidere di farlo in qualsiasi altro momento della giornata: vi servono solamente 3 minuti.

1. Mettetevi davanti allo specchio in modo da poter tenere sotto controllo la vostra postura e rimanere sempre ben diritte.
2. Premete le palme l'una contro l'altra, staccatele e premetele di nuovo, spostandole sempre più verso l'alto a mano a mano che ripetete l'esercizio.
3. Fate anche una serie di 20 pressioni sopra la testa.
4. Abbassate lentamente le mani mentre continuate a premere e rilasciare le palme l'una contro l'altra.
5. Ripetete spostando le mani in alto e in basso fino a quando raggiungerete 100 pressioni.

Glutei d'acciaio

Ecco un movimento che vi permette di isolare i muscoli delle natiche per poterli esercitare uno dopo l'altro. Potete eseguirlo anche stando seduti alla scrivania, in modo molto discreto: nessuno noterà nulla!

1. Seduti, mettete la gamba sinistra in una posizione normale, con il piede posato di piatto sul pavimento, e incrociatevi sopra la destra, con la caviglia destra appoggiata sul ginocchio sinistro.
2. Contraete i muscoli del gluteo sul lato destro, quello della gamba incrociata, per 30 secondi. Se sentite un leggero tremore sul lato destro, fate 50 contrazioni sullo stesso lato, seguite

da 30 secondi di profonda contrazione statica (è quella che chiamiamo isometria).
3. Ripetete sull'altro lato.

Jumping Jack

Ripetete questo movimento per 50 volte tutte le mattine, prima di fare colazione, per attivare il metabolismo e bruciare calorie. Se avete bevuto qualcosa, aspettate qualche secondo prima di fare un salto.

1. Mettetevi in piedi con le gambe ravvicinate e le braccia distese lungo il corpo.
2. Mentre saltate, aprite le gambe e portate le braccia sopra la testa, in modo che le mani possano toccarsi. Dovreste ritornare sul pavimento con le gambe divaricate. Mantenete le ginocchia flesse.
3. Terminate la fase di salti ritornando nella posizione di partenza.

Passaporta

Stabilite di contrarre gli addominali ogni volta che passate da una porta. Quando ormai avrete associato l'azione e l'esercizio, questa diventerà per voi un'abitudine naturale: ormai lo faccio sempre, senza nemmeno pensarci! Concentratevi in modo da contrarre sia la parte superiore sia la parte inferiore degli addominali (ovvero sopra e sotto l'ombelico).

In alternativa, potete sempre indossare un bracciale o legarvi al polso un nastrino rosso, che associerete alle contrazioni addominali: ogni volta che lo guarderete vi ricorderete di fare questo esercizio. E comunque rammentate sempre di contrarre gli addominali il più spesso possibile, anche quando suona il telefono o mentre leggete un libro.

Contrazione permanente

Per me, questa è la soluzione migliore per tonificare i glutei. Come spesso accade, è facile ed estremamente efficace. Contraete semplicemente le natiche mentre aspettate l'autobus, tra una fermata e l'altra del treno che prendete ogni giorno per andare al lavoro, quando siete fermi in auto al semaforo rosso, durante le riunioni di lavoro (sì, è un movimento estremamente discreto) e mentre cucinate, lavate i piatti o piegate il bucato. Potete davvero farlo in qualsiasi momento, in qualsiasi luogo, persino mentre leggete questo libro!

Potete scegliere di fare 100 contrazioni di seguito, rapide o lente, oppure di rimanere contratte per un minuto di fila, o ancora di contrarre prima un gluteo e poi l'altro. Dipende tutto da voi.

Camminare parlando

Avete un cellulare (scommetto di sì) o un cordless? Quanto tempo trascorrete al telefono durante la giornata? Un'ora? Due? Di più? Io ho calcolato di passare, in media, due ore al telefono ogni giorno, metà delle quali seduta alla scrivania. E quindi ho un'ora che posso utilizzare per fare circa 6.000 passi.

Mettete un post-it sul telefono con la scritta: TELEFONO = JOGGING! Pensate a quanti passi potreste fare nell'arco della giornata, senza quasi accorgervene.

Se lavorate a casa, fate a piedi il giro del vostro quartiere, se andate in ufficio, camminate intorno all'edificio, lungo i corridoi, o semplicemente rimanete in piedi e alternate lo stare in piedi su una gamba o su tutte e due. Vedrete quanto è facile inserire questa attività nella vostra routine quotidiana. Accendendo il pedometro, quantificherete i passi giornalieri, e scommetto che vi sorprenderete!

In ogni caso, rimanete sempre in movimento: in questo modo brucerete più calorie – 3 calorie per minuto per una camminata a passo lento, 2 calorie se rimanete in piedi fermi, una sola caloria stando seduti. Una giornata intera di movimento regolare corrisponde ad almeno 500 calorie bruciate (ovvero l'equivalente di una piccola porzione di fish and chips).

Piegamenti alla parete

Ogni volta che andate in bagno, prendetevi un momento per tonificare i tricipiti.

1. Mettetevi in piedi di fronte a una parete, tenendo i piedi alla distanza delle anche, abbastanza vicino per toccarla con le braccia tese, a livello degli occhi.
2. Posate le palme sulla parete e piegate le braccia all'altezza dei gomiti, così da fare 20 piegamenti rimanendo in piedi. Spingete via il corpo dalla parete con sempre maggiore intensità, muovendovi lentamente e mantenendo il controllo. Aumentate la difficoltà di questo esercizio staccando le dita dalla parete oppure lavorando solo con un braccio alla volta.

Due settimane di dieta Detox

ORA che abbiamo imparato come le tossine vengano assunte dal corpo attraverso lo stress e gli inquinanti esterni oppure generate come risultato di un'alimentazione non equilibrata, scopriamo come eliminarle per mezzo dell'alimentazione, con il mio programma di disintossicazione intensa in due settimane.

In questo modo potrete:

- eliminare le tossine che vi fanno sentire affaticate;
- aumentare i livelli di energia (essenziali per le fasi successive);
- perdere qualche chilo senza sforzo né privazioni;
- ottenere una pelle luminosa e vellutata;
- stabilire un livello più elevato di motivazioni.

Vi chiedo di seguire le regole della fase Detox (p. 29) il più possibile alla lettera, in quanto tale fase è la pietra miliare del mio programma.

Immaginate di preparare una tela usata per un nuovo dipinto. Prima di ridipingerla e ricreare una nuova immagine di voi stesse, dovrete eliminare la polvere, scrostare la vecchia pittura e far tornare bianca la tela (è questa la vostra fase Detox), in modo da ritrovarvi con una sorprendente tela vergine su cui disegnare una nuova esistenza più sana.

Due settimane per tutti?

Spesso mi chiedono perché la fase Detox dura due settimane indipendentemente da quanti chili si devono perdere. La risposta è semplice: proprio come non si possono preparare le cipolle caramellate in mezz'ora (vi servono due ore intere per farle), non potete purificare il vostro corpo più in fretta di quanto occorra per eliminare le tossine.

Così, indipendentemente che abbiate 5 o 30 chili da perdere, dovrete sempre seguire lo stesso programma Detox.

Se la vostra alimentazione abituale prevede poche fibre (frutta e verdura) o se arrivate direttamente da una dieta iperproteica, è altamente probabile che queste prime due settimane riattiveranno energicamente il vostro funzionamento intestinale. È una reazione del tutto normale, quindi non fatevi prendere dal panico. È altrettanto probabile che l'effetto delle fibre vi farà venire mal di pancia. Aggiungete una ciotola di riso bollito a ogni pasto e riducete la quantità di fibre finché i movimenti intestinali non torneranno normali.

La Top Ten degli alimenti Detox

1. Grano saraceno. È quello che definisco il mio «grano dei miracoli». Noterete che la dieta LeBootCamp consiglia di assumere un infuso di grano saraceno tostato (Sobacha, *vedi* p. 90) ogni mattina, dato che regala all'organismo tante cose buone. Nonostante il nome, il grano saraceno non è un cereale e sebbene ci sia il termine «grano» nel suo nome, non ha alcun rapporto con il frumento. Appartiene invece alla stessa famiglia del rabarbaro o dell'acetosa, e le sue origini si possono individuare in Siberia, Cina settentrionale e Giappone. Questa pianta fu portata in Europa durante il Medioevo dai Crociati, che avevano visto i «Saraceni», come definivano la gente del Medio Oriente, utilizzare tale pseudocereale, da cui il termine «saraceno» italiano e *sarrasin* francese.

Questa pianta è un vegetale naturalmente biologico, in quanto la sua coltivazione non richiede fungicidi, erbicidi e pesticidi – motivo per cui lo amo ancora di più! È ottimo per il nostro corpo e ottimo per il pianeta. Cfr. anche «Dieci buoni motivi per consumare grano saraceno».

2. Mela. Come il grano saraceno, la mela è un alimento disintossicante molto facile da reperire ed economico. Scegliete sempre mele di stagione e biologiche, per evitare di ingerire quei pesticidi e prodotti chimici che cerchiamo di eliminare dal nostro corpo.

Le mele contengono vitamina C e quercetina, un flavonoide nonché uno dei numerosi pigmenti che danno colore alla frutta, alla verdura e alle piante medicinali. Per quanto riguarda il nostro scopo disintossicante, la mela contiene anche pectina, una fibra che si lega nel colon a metalli pesanti come il mercurio e il piombo, favorendone l'eliminazione. La pectina aiuta inoltre il nostro corpo a eliminare conservanti e altri additivi alimentari, tra cui la tartrazina (E102), un colorante giallo che è stato collegato a iperattività, emicrania e asma. Infine, la pectina è una fibra solubile in acqua, quindi si gonfia nello stomaco quando entra in contatto con qualsiasi liquido presente e dona una sensazione di sazietà. Per questo motivo consiglio di mangiare una mela 20 minuti prima di un pasto al ristorante o di un buffet.

Dieci buoni motivi per consumare grano saraceno

1. **È facile da cuocere** e ha un delizioso sapore di noce.
2. **Contiene tutti gli amminoacidi essenziali**, una rarità in natura. Unito a una fonte di proteine vegetali, come i legumi, può sostituire efficacemente qualsiasi fonte di proteine animali.
3. A differenza del frumento e persino di qualche varietà di avena, **non contiene glutine**. Pertanto è consigliato anche per le persone che soffrono di celiachia o sono sensibili al glutine (come me).
4. **Ha un elevato contenuto di fibre**, che accelera il senso di sazietà e abbassa la quantità di colesterolo e di zucchero nel sangue.
5. **Ha un basso indice glicemico** - più basso, effettivamente, di quasi tutti i prodotti a base di cereali. E sappiamo che un basso indice glicemico aiuta a ridurre il deposito di zucchero sotto forma di grasso (pp. 130 e sgg.).
6. **Contiene le vitamine P, B_1, B_3, B_5 e B_6**, tutte utili per la salute di pelle e capelli. Queste vitamine aiutano anche a lottare contro i sintomi provocati da un eccesso di stress, oltre a sostenere il sistema immunitario e incentivare il metabolismo.
7. **È ricco di oligoelementi**: contiene più fluoro, rame, magnesio, manganese, fosforo, zinco e ferro rispetto al frumento.
8. Uno studio che ha paragonato la composizione del grano saraceno con quella di frumento, avena, segale e orzo ha dimostrato che il grano saraceno **contiene più antiossidanti di qualsiasi cereale**.
9. **Contiene diversi acidi fenolici**, potenti antiossidanti che si mantengono inalterati se sottoposti a calore e trasformazione (per esempio, tagliare, frullare o ridurre in purea). Gli acidi fenolici contribuirebbero a proteggere da alcune forme tumorali e malattie cardiovascolari.
10. **Ha un elevato contenuto di flavonoidi** (potenti antiossidanti). La rutina, per esempio, ha interessanti proprietà antinfiammatorie, oltre a ridurre la fragilità dei vasi sanguigni.

☞ Una mela al giorno toglie il medico di torno. Questo frutto è così disintossicante che alcuni dottori russi hanno obbligato i bambini colpiti dalle radiazioni di Chernobyl a mangiare mele. In effetti, alcuni ricercatori, tra cui il professor Vassily Nesterenko, fondatore dell'istituto bielorusso per la sicurezza sulla radioattività Belrad, hanno stabilito che la pectina contenuta nelle mele può aiutare a ridurre il livello di radiazioni nel corpo dei bambini.

3. Carciofo. I carciofi aumentano la produzione di bile. Dato che una funzione della bile è quella di trasportare le tossine nel tratto intestinale, da dove verranno infine espulsi, più si forma bile, meglio è. Studi recenti hanno dimostrato che 30 minuti dopo il consumo di un carciofo la produzione di bile aumenta di un incredibile 100%. Non male, vero?

Attenzione, però: non serbate mai un carciofo cotto da mangiare in seguito. Proprio come i broccoli o gli spinaci, questa verdura rilascia tossine se esposta all'aria e alla luce, e quindi potrebbe addirittura diventare tossica. Un'eventualità che ha certamente dell'ironia, se vi trovate in una fase disintossicante.

☞ Le linee guida convenzionali affermano che i carciofi e i broccoli si conservano fino a tre giorni. I nutrizionisti, come me, suggeriscono invece di tenerli al massimo per 12 ore.

4. Avocado. Amo gli avocado perché sono ricchi di grassi sani, quindi mezzo avocado (ovviamente senza maionese) vi farà solo bene. Se aggiungete anche qualche gamberetto e un po' di salsa di soia, avrete un pasto saporito e assolutamente bilanciato. L'avocado contiene glutatione: se non ne avete mai sentito parlare, è perché gli studi sugli antiossidanti sono ancora pochi. Tuttavia, il glutatione diventerà sempre più celebre per le sue caratteristiche antiradicali che permettono la trasformazione delle tossine stoccate nel grasso in tossine idrosolubili, rendendole così facili da eliminare. In base a uno studio recente condotto dalla Harvard Medical School, gli over 60 che consumano molto avocado (per esempio, uno al giorno) soffrono meno di artrosi rispetto a chi non ne mangia (tutto il resto rimaneva invece uguale).

5. Banana. Un altro alimento fondamentale, economico anche nella sua versione biologica grazie al potere economico dei supermercati, è la banana. Perché sceglierle biologiche? Perché la coltivazione delle banane è una vera calamità ecologica (insieme alle mele, le due coltivazioni più trattate chimicamente): chi le coltiva e vive nelle piantagioni cammina nel fango impregnato di pesticidi.

Le banane sono una fonte fantastica di potassio, che aiuta a regolare i livelli dei fluidi corporei, e quindi a ridurre e regolare la ritenzione idrica. L'equazione è molto semplice: più elevato è il quantitativo di fluidi stagnanti nell'organismo, più si depositano tossine.

6. Barbabietola. Anche questa volta un alimento disintossicante che è facile da reperire ed economico. Preferisco le barbabietole crude a quelle cotte, ma si tratta solo di una questione di gusto in quanto entrambe forniscono antiossidanti fantastici, come metionina e betanina. La metionina aiuta il corpo a purificarsi dalle scorie tossiche e la betanina supporta il fegato nel metabolizzare gli acidi grassi, permettendogli così di concentrare i suoi sforzi sulle tossine più pericolose.

7. Crocifere. Di cosa si tratta? Le *Cruciferae* o *Brassicaceae* sono una famiglia di verdure che comprende cavolo, cavolini di Bruxelles, spinaci, crescione, cavolfiore, broccolo, cavolo toscano (nero), cavolo cinese e altre verdure meno note, come il broccolo romanesco, che amo in modo particolare. Facili da trovare e da preparare, sono un grande dono della natura. Che le si preferisca crude o cotte, i loro composti potenti neutralizzano le nitrosammine, gli agenti tossici prodotti dal fumo. Quindi, per ogni boccata di sigaretta, una bella insalata di spinaci!

I cavolini di Bruxelles inibiscono l'aflatossina, una muffa molto tossica che è stata collegata al cancro del fegato.

Con il suo sapore leggermente pepato e il suo ricco contenuto di antiossidanti, il crescione è una vera meraviglia della natura. Contiene clorofilla, che favorisce la produzione di cellule ematiche (globuli rossi), aumentando il flusso sanguigno. Uno studio recente ha mostrato come i fumatori che consumano quotidianamente crescione (un'insalata al giorno) secernono più tossine nelle urine rispetto ai fumatori che non mangiano crescione ma insalata iceberg.

8. Aglio. L'aglio è un efficacissimo disintossicante e dovrebbe essere consumato schiacciato per liberare e attivare enzimi benefici molto potenti, come l'allicina. Questo composto sulfureo aiuta il nostro corpo a conservare un pH equilibrato (*vedi* «Equilibrio e pH corporeo», p. 242) e può contribuire a sconfiggere la voglia di sigaretta nei fumatori che stanno cercando di smettere. Si lega alle tossine come il mercurio e agli additivi, aiutando il corpo a eliminarli. Quindi aggiungete a volontà aglio schiacciato alle vostre insalate e ai piatti casalinghi. Potete anche tagliare una testa di aglio a metà e tostarla in forno a 190 °C per circa 20 minuti: risultati divini!

9. Prugne secche. Ideali per soddisfare la voglia di dolce, le prugne contengono tre potenti principi attivi che lavorano insieme in maniera sorprendente: acido tartarico e difenil-isatina, entrambi potenti lassativi naturali, e il polialcol sorbitolo, che può favorire l'evacuazione. Accelerare l'eliminazione di tossine, grazie a un rapido movimento intestinale, favorisce le funzioni disintossicanti naturali del corpo. E – ottima notizia per le donne che sono cronicamente carenti di ferro – le prugne contengono un elevato livello di vitamina C, che favorisce l'assorbimento di ferro.

☞ Consumate le prugne con moderazione, in quanto contengono elevati livelli di zucchero.

10. Tofu. Anche se il tofu non è mai stato un alimento classico in Europa, negli ultimi anni sta riscuotendo sempre maggiore popolarità. È una sorprendente fonte di proteine senza accompagnamento di grassi saturi. In un chili vegetariano potete sostituire la carne rossa con il tofu, oppure potete farlo saltare con cipolle e aglio, salsa di soia e riso integrale per un piatto orientale.

Sebbene le ricerche sulle proprietà disintossicanti del tofu siano ancora poche, rivelano che si lega ai metalli pesanti e aiuta il corpo a eliminarli. Uno studio della Harvard Medical School ha evidenziato come la gente che consuma tofu quotidianamente (sì, lo so, sembra molto) presenta il 10% in meno di tossine nel proprio organismo.

☞ Ci sono stati dibattiti accesi sul fatto che il rischio di tumore al seno possa risultare aumentato dagli alimenti a base di soia, come il tofu, ma questa è pur sempre un'area controversa e in evoluzione, e le ricerche più recenti non hanno fornito prove certe a sostegno di questa teoria.

Tenete il peso sotto controllo

Pesatevi il primo giorno della vostra dieta Detox, e poi un giorno sì e uno no, al mattino, a stomaco vuoto e dopo la prima evacuazione della giornata. Scrivete il vostro peso nella pagina apposita («Il mio peso», p. 327), che si trova alla fine del libro. Non preoccupatevi se la perdita di peso non è lineare o costante. Il nostro corpo *non* è una macchina e vi potrebbe servire qualche giorno per iniziare a vedere i primi risultati sulla bilancia.

Per valutare meglio quello che state facendo, vi consiglio di misurare, oltre al peso, il grasso corporeo (le bilance che offrono questa possibilità sono sempre più abbordabili come prezzo), oltre alla circonferenza di cosce, girovita e braccia.

Guida agli alimenti Detox

Cibi da evitare

Alcol
Alimenti trasformati che contengono additivi alimentari pericolosi
Aspartame e altri dolcificanti chimici non sicuri (pp. 37 e sgg.)
Bevande gasate (sia normali sia dietetiche)
Biscotti industriali, caramelle, torte confezionate, pasti pronti
Carne rossa
Frutta e verdura non biologiche
Glutine
Latte vaccino e derivati
Lievito
Pesci carnivori e predatori (anche selvatici, per via del mercurio)
Prodotti a base di zucchero
Salse ricche e cibi pesanti
Tutti i cibi che contengono sciroppo di glucosio-fruttosio
Uova e maionese

Cibi da consumare

Carne bianca
Cioccolato fondente (minimo 70% di cacao)
Crostacei e molluschi
Frutta essiccata (biologica e senza aggiunta di biossido di zolfo)
Frutta secca (noci, mandorle eccetera)
Grano saraceno, cereali integrali
Latte di pecora o capra e derivati
Legumi
Miele
Olio di oliva in piccole quantità
Patate e patate dolci biologiche
Pesci grandi selvatici provenienti da zone protette come l'Alaska
Pesci piccoli (selvatici o di allevamenti biologici) come acciughe e sardine
Sciroppo d'agave
Semi
Senape
Soia biologica
Stevia ed eritrolo come dolcificanti naturali a basso apporto calorico
Succhi di frutta fatti in casa o biologici
Yogurt vegano (da latte di mandorla, cocco, riso e canapa)

Cibi da consumare a volontà

Alghe
Frutta biologica: mele, banane, agrumi, frutti di bosco, pesche
Radici biologiche: carote, rape svedesi, rape, topinambur
Semi germogliati
Sobacha (p. 90)
Sottaceti con poco zucchero e poco sale (carote, cavolfiore, cavolo, cetrioli)
Tè verde, bianco o infusi alle erbe
Tofu
Tutte le erbe (fate attenzione che non siano trattate con raggi UV)
Tutte le spezie (vale quanto detto per le erbe)
Verdure biologiche, soprattutto aglio, asparagi, avocado, barbabietole, carciofi, Crocifere, fagiolini, funghi, piselli, pomodori

I menu Detox

Ho realizzato i menu delle pagine seguenti tenendo bene a mente tutti i principi Detox, usando alimenti disintossicanti presi dalla Top Ten (pp. 65 e sgg.), oltre a qualche altro cibo che ha proprietà simili ma non ce l'ha fatta a entrare in classifica, evitando glutine e carni rosse, ma garantendo gusto e sapore. Alcune delle mie ricette possono essere mangiate in tutte le fasi, pertanto troverete anche un paio di consigli di menu presi da altri capitoli.

Nella fase Detox non è ammesso il vino, ma non preoccupatevi: una volta raggiunta la fase Attacco, potrete tornare a gustare il vostro rosso quotidiano.

I menu sono solo dei suggerimenti. Se non potete seguirli perché siete allergiche a determinati ingredienti, o perché lavorate per molte ore in ufficio, scegliete semplicemente le possibilità che più si adattano alle vostre esigenze. Nessun problema nemmeno se volete consumare una delle cene come pranzo: va benissimo! Come va benissimo anche ripetere i menu che vi piacciono in modo particolare.

I consigli che seguono non vi aiuteranno solamente a ricavare il massimo dalla fase Detox, ma sono anche principi importanti per ogni fase del libro, e giunti a quella di Equilibrio saranno ormai parte integrante della vostra vita.

Buon appetito!

Utilizzate metodi di cottura sani

Il metodo più sano in assoluto per gustare frutta e verdura è consumarle crude (non conta in questo caso il pomodoro, che sviluppa antiossidanti quando viene cotto). Dopo l'opzione «a crudo», i metodi di cottura dovrebbero seguire in quest'ordine di preferenza: breve cottura al vapore, griglia o forno, bollitura. La bollitura viene per ultima perché fa perdere gran parte degli elementi nutritivi, che finiscono nell'acqua e con essa vengono buttati via.

Scegliete prodotti bio

Orientatevi sempre verso pesci, carni, frutta e verdura bio, se possibile.

Condite con parsimonia

Usate sempre sale marino: di preferenza Fleur de Sel, sale Maldon o sale di salina non trattato. Usatene poco e ricorrete alle erbe aromatiche fresche per dare sapore, ogni volta che volete.

Occhio alle porzioni

Se la quantità di frutta e verdura che potete mangiare è praticamente illimitata, una porzione di pesce o carne non dovrebbe mai superare i 100-120 grammi a pasto. Se vi risulta difficile determinare questa quantità senza pesare, usate come metro di paragone un mazzo di 52 carte:

- una porzione di carne o pesce è equivalente a un mazzo intero;
- una porzione di formaggio è mezzo mazzo;
- una porzione di dolci, biscotti o altri alimenti molto ricchi è pari a mezzo mazzo.

Se non avete un mazzo di carte a disposizione, potete usare anche il palmo della mano, che ha più o meno le medesime dimensioni.

Non patite la fame

Sono assolutamente contraria alle privazioni in fatto di cibo, privazioni che infatti non compaiono nella dieta LeBootCamp. Certo, ci sono alimenti da limitare in tutte le fasi, e in particolare in quelle Detox e Booster, ma essere troppo restrittivi e rigorosi è controproducente, dato che risulta frustrante e può minare le vostre motivazioni. Ecco perché ho introdotto il concetto di «a volontà». Lo incontrerete tutte le volte che ci sono frutta e verdura fresca, alimenti da mangiare liberamente, o una ricetta super-sana dove non è proprio necessario essere rigorosi con le porzioni (basta comunque ricordare di non aumentare le quantità di olio o margarina, se la ricetta li richiede).

C'è sempre spazio anche per una golosità che può sollevare il morale, quindi talvolta ho inserito del cioccolato come spuntino. Vi renderà felici, e quindi produrrete meno tossine. Il cioccolato fondente è l'ideale, ma va bene anche quello al latte.

Assumete calcio anche senza latticini

Noterete che nei miei menu sono quasi del tutto assenti i latticini. Questa scelta dipende dal fatto che, nella fase Detox, cerchiamo di evitare tutti i derivati dal latte vaccino. Probabilmente vi starete chiedendo dove prenderete il calcio, ma non preoccupatevi: nonostante quello che ci viene detto dalla pubblicità, ovvero che i latticini sono una indispensabile fonte di calcio, in realtà non sono l'unica e nemmeno la migliore fonte di calcio! Altrimenti come farebbero a sopravvivere i giapponesi, che praticamente non li consumano? Per non parlare del fatto che, secondo dati statistici, hanno tre volte in meno fratture rispetto al resto del mondo. Consideriamo poi che siamo gli unici mammiferi abituati a bere il latte di altri mammiferi per avere ossa più forti, e domandiamoci infine come facevano i nostri antenati, che non ne consumavano.

In ogni caso, possiamo assumere il calcio necessario da altri alimenti, come gli ortaggi a foglia verde scuro, i semi di sesamo, le acciughe, il salmone, i fichi secchi e alcune acque minerali.

GIORNO 1

Colazione

Il succo di ½ limone in 125 ml di acqua a temperatura ambiente
1 tazza di Sobacha (p. 90)
1 Crêpe di grano saraceno (p. 91)
1 cucchiaio di marmellata di fragole
1 yogurt vegano (latte di cocco, riso o soia)
A volontà: pompelmo rosa o arancia

Pranzo

1 filetto di salmone alla griglia con scalogno (saltare lo scalogno tritato in olio d'oliva, togliere dalla padella e rosolare il salmone, poi rimettere lo scalogno in padella)
1 patata cotta al vapore e schiacciata con 1 cucchiaio di olio d'oliva
1 Blue boost (p. 92)

Spuntino

10 mandorle
A volontà: mele

Cena

Pappa al pomodoro con edamame (p. 98)
Tofu fritto con senape di Digione (p. 101)
1 fetta di pane integrale tostato senza glutine e senza lievito
1 arancia

Giorno 2

Colazione

Il succo di ½ limone in 125 ml di acqua a temperatura ambiente
1 tazza di Sobacha (p. 90)
1 Crêpe di grano saraceno (p. 91)
1 cucchiaio di marmellata di prugne
1 smoothie fatto con Latte di nocciole (p. 94), 1 banana e frutti di bosco

Pranzo

Petto di pollo alla griglia con succo di limone, curry e coriandolo fresco

A volontà: zucca tagliata a dadini e cotta in forno con 1 cucchiaio di olio d'oliva
A volontà: arance

Spuntino

10 mandorle
A volontà: pere

Cena

Carciofo al vapore con Salsa allo yogurt (p. 104)
A volontà: Cavolini di Bruxelles al tè verde (p. 99)
Pesce alla griglia con 1 cucchiaio di olio d'oliva ed erbe di Provenza (o erbe fresche a vostra scelta)
5 prugne secche

GIORNO 3

Colazione

Il succo di ½ limone in 125 ml di acqua a temperatura ambiente
1 tazza di Sobacha (p. 90)
1 Crêpe di grano saraceno (p. 91)
1 cucchiaio di marmellata di fragole
1 banana
A volontà: pompelmo rosa o arancia

Pranzo

Insalata di crescione con cavolo rosso a julienne e Vinaigrette all'aglio (p. 108)
1 piccola scatola di tonno selvaggio con basilico e aceto balsamico
5 cucchiai di quinoa al vapore con salsa marinara (scottare i pomodori, pelarli, condirli con olio d'oliva, sale, pepe e basilico)
1 yogurt vegano (latte di cocco, riso o soia)

Spuntino

10 nocciole o mandorle
4 quadretti di cioccolato (a scelta)
2 kiwi

Cena

1 scaloppina di vitello pennellata con senape in grani e cotta alla griglia
A volontà: broccoli cotti al vapore e schiacciati con 1 cucchiaio di olio d'oliva
Macedonia di frutta fresca di stagione

Giorno 4

Colazione

Il succo di ½ limone in 125 ml di acqua a temperatura ambiente
1 tazza di Sobacha (p. 90)
1 ciotolina di muesli
1 yogurt vegano (latte di cocco, riso o soia)
A volontà: mela a dadini con cannella

Pranzo

Triglia alla griglia
A volontà: insalata di funghi marinati con limone e basilico
1 fetta di pane senza glutine e senza lievito
1 banana

Spuntino

1 Crêpe di grano saraceno (p. 91)
A volontà: frutti di bosco di stagione

Cena

4 cucchiai di Hummus (p. 98)
1 tortilla di mais
1 carciofo cotto al vapore con Soyannaise (p. 106)
A volontà: Macedonia di fragole e pompelmo (p. 117)

GIORNO 5

Colazione

Il succo di ½ limone in 125 ml di acqua a temperatura ambiente
1 tazza di Sobacha (p. 90)
1 Crêpe di grano saraceno (p. 91)
1 cucchiaio di marmellata di fragole
1 arancia
10 mandorle

Pranzo

Sandwich di verdure alla griglia con pane senza glutine e senza lievito e 1 cucchiaio di olio d'oliva
2 fette di tacchino cotto
1 banana

Spuntino

1 tortilla di mais
2 cucchiai di Hummus (p. 98)
5 prugne secche

Cena

A volontà: insalata di crescione con Vinaigrette all'aglio (p. 108)
1 filetto di salmone alla griglia con limone
1 fetta di pane senza glutine e senza lievito
4 quadretti di cioccolato (a scelta)

Giorno 6

Colazione

Il succo di ½ limone in 125 ml di acqua a temperatura ambiente
1 tazza di Sobacha (p. 90)
1 Crêpe di grano saraceno (p. 91) con 3 cucchiai di purea di mele fatta in casa (mele pelate e tritate, cotte a fuoco dolce con pochissima acqua)
A volontà: pompelmo rosa o arancia

Pranzo

½ avocado con Soyannaise (p. 106)
1 piccola porzione di Insalata di carote e uvetta (p. 102)
2 sardine fresche alla griglia
1 fetta di pane senza glutine e senza lievito
4 quadretti di cioccolato (a scelta)

Spuntino

1 Crêpe di grano saraceno (p. 91)
10 mandorle

Cena

A volontà: Zuppa di rucola e broccoli (p. 97)
4 cucchiai di quinoa cotta al vapore
2 fette di prosciutto crudo o arrosto di tacchino
A volontà: macedonia di frutta fresca

Giorno 7

Colazione

Il succo di ½ limone in 125 ml di acqua a temperatura ambiente
1 tazza di Sobacha (p. 90)

1 Crêpe di grano saraceno (p. 91) con 3 cucchiai di purea di mele (*vedi* Colazione, Giorno 6)
Macedonia con prugne secche e kiwi

Pranzo

Involtini di salmone affumicato con formaggio cremoso (p. 111)
A volontà: Gratin di zucchine e cipolle caramellate (p. 100)
1 banana

Spuntino

4 cucchiai di formaggio a fiocchi vegano o senza lattosio con 1 cucchiaio di miele grezzo e biologico

Cena

A volontà: dadini di tofu saltati con *Coulis* di pomodoro (p. 300)
5 cucchiai di riso integrale cotto a vapore
A volontà: purea di carote e piselli spezzati (con 1 cucchiaio di margarina non idrogenata, sale e un pizzico di noce moscata)
1 pera

Giorno 8

Colazione

Il succo di ½ limone in 125 ml di acqua a temperatura ambiente
1 tazza di Sobacha (p. 90)
1 Crêpe di grano saraceno (p. 91)
1 banana affettata con fiocchi di cocco

Pranzo

Pesce bianco alla griglia o al vapore con carote al vapore
Cavolini di Bruxelles al vapore con 1 cucchiaio di olio d'oliva
A volontà: Macedonia di frutta tricolore (p. 118)

Spuntino

1 Crêpe di grano saraceno (p. 91)
3 fichi secchi

Cena

Pollo con limone e cumino (p. 112)
3 cucchiai di riso integrale al vapore
A volontà: insalata di crescione con Vinaigrette all'aglio (p. 108)
A volontà: clementine o *satsuma* (mandarancio giapponese)
NOTA Mettete a bagno le mandorle per tutta la notte, in modo che siano pronte per lo Spuntino del Giorno 9.

Giorno 9

Colazione

Il succo di ½ limone in 125 ml di acqua a temperatura ambiente
1 tazza di Sobacha (p. 90)
1 Crêpe di grano saraceno (p. 91)
Frullato viola (p. 96)

Pranzo

A volontà: insalata di cavolo verde a julienne con Vinaigrette al limone (p. 108)
2 fette di carne bianca (tacchino)
1 fetta di pane senza glutine e senza lievito
1 banana

Spuntino

1 mela
10 mandorle germogliate (*vedi* Cena, Giorno 8)
4 fichi secchi

Cena

Insalata di pasta con feta e olive (p. 115)
A volontà: insalata di barbabietole a fette e bollite, condite con Vinaigrette al limone (p. 108)
A volontà: pompelmo rosa o arancia

Giorno 10

Colazione

Il succo di ½ limone in 125 ml di acqua a temperatura ambiente
1 tazza di Sobacha (p. 90)
1 Crêpe di grano saraceno (p. 91)
1 cucchiaio di marmellata di fragole
1 Green morning boost (p. 93)

Pranzo

A volontà: pompelmo rosa o arancia
A volontà: insalata di spinaci novelli, cavolo rosso a julienne, mele e cuori di carciofo con Vinaigrette all'aglio (p. 108)
1 porzione di carne bianca (pollo)
1 fetta di pane senza glutine e senza lievito

Spuntino

1 Crêpe di grano saraceno (p. 91)
1 banana

Cena

A volontà: insalata di barbabietola bollita, crescione, ½ avocado e Vinaigrette all'aglio (p. 108)
1 patata cotta al vapore e schiacciata con 1 cucchiaio di olio d'oliva
1 Hamburger vegetariano alla griglia (p. 312)
4 quadretti di cioccolato (a scelta)

Giorno 11

Colazione

Il succo di ½ limone in 125 ml di acqua a temperatura ambiente
1 tazza di Sobacha (p. 90)
1 Smoothie ai datteri (p. 92)

Pranzo

1 Tortilla di avocado e salmone (p. 110)
A volontà: insalata di rucola e crescione con Vinaigrette al limone (p. 108)
1 pera

Spuntino

1 Crêpe di grano saraceno (p. 91)
10 nocciole

Cena

Ratatouille provenzale (p. 103)
2 fette di carne bianca (tacchino)
1 fetta di pane senza glutine e senza lievito
A volontà: insalata di mele, uvette e noci con Vinaigrette all'aceto balsamico (p. 107)

Giorno 12

Colazione

Il succo di ½ limone in 125 ml di acqua a temperatura ambiente
1 tazza di Sobacha (p. 90)
1 Crêpe di grano saraceno (p. 91) con 3 cucchiai di purea di mele (*vedi* Colazione, Giorno 6)

1 yogurt di soia
Qualche acino d'uva

Pranzo

Pesce cotto al vapore (a scelta)
A volontà: purea di aglio e carote (per 4 persone, frullare 500 g di carote bollite con 2 cucchiai di margarina non idrogenata, sale, 1 spicchio d'aglio schiacciato e un pizzico di noce moscata)
1 fetta di pane senza glutine e senza lievito
Qualche litchi

Spuntino

1 smoothie alla banana (250 ml di latte non vaccino, 1 banana, 1 cucchiaino di estratto di vaniglia, 1 cucchiaio di sciroppo di agave)
10 nocciole

Cena

1 coscia di Pollo tandoori (p. 113)
A volontà: pisellini verdi
3 cucchiai di Raita (p. 105)
½ *pita* o pane *naan* integrale senza glutine e senza lievito
1 clementina o 1 *satsuma* (mandarancio giapponese)

Giorno 13

Colazione

Il succo di ½ limone in 125 ml di acqua a temperatura ambiente
1 tazza di Sobacha (p. 90)
1 Crêpe di grano saraceno (p. 91) con 3 cucchiai di purea di mele (*vedi* Colazione, Giorno 6)
1 cucchiaio di miele grezzo e biologico con una punta di coltello di burro

A volontà: Macedonia di fragole e pompelmo (p. 117) o frutta di stagione

Pranzo

Filetto di trota in crosta di nocciole (p. 111)
A volontà: insalata di crescione e soncino con Vinaigrette a scelta (pp. 107-109)
1 fetta di pane senza glutine e senza lievito
1 yogurt vegano naturale

Spuntino

10 noci
1 banana
3 fichi secchi

Cena

1 tartina al tonno (1 fetta di pane per toast senza glutine e senza lievito coperta di tonno, 1 cucchiaio di Soyannaise e 1 cucchiaino di aceto)
Insalata di barbabietole e mais (da mangiare DOPO la tartina al tonno)
1 ciotolina di mousse di frutta a scelta

Giorno 14

Colazione

Il succo di ½ limone in 125 ml di acqua a temperatura ambiente
1 tazza di Sobacha (p. 90)
1 Crêpe di grano saraceno (p. 91) con 3 cucchiai di purea di mele (*vedi* Colazione, Giorno 6)
1 Boost di kiwi, uva e *nashi* (p. 95)

Pranzo

Insalata di carote e uvetta (p. 102) con qualche dadino di prosciutto

½ avocado con Soyannaise (p. 106)

1 fetta di pane di segale

3 cucchiai di purea di mele (*vedi* Colazione, Giorno 6)

Spuntino

1 Crêpe di grano saraceno (p. 91)

1 yogurt vegano naturale con 1 cucchiaio di miele grezzo e biologico

Cena

A volontà: Insalata di spinaci, mele e fragole (p. 116)

1 Hamburger vegetariano (p. 312) con 5 cucchiai di quinoa al vapore

A volontà: mirtilli o altri frutti di bosco di stagione

Le ricette Detox

Sobacha

Questo infuso viene preparato con grano saraceno tostato ed è molto apprezzato in Giappone. Il grano saraceno è il grano più ricco di magnesio, un minerale che agisce in modo specifico rinforzando le capacità del corpo umano di sopportare lo stress, ma molti studi dimostrano che in media non se ne consuma a sufficienza. Ecco la soluzione: una piccola tazza di infuso di grano saraceno ogni giorno e vi sentirete rilassate, pronte ad affrontare qualsiasi situazione stressante.

Se trovate solamente semi di grano saraceno al naturale potete tostarlo su una placca o in una padella senza condimento a fuoco medio, fino a quando i semi assumono un colore dorato. Se avete proprio pochissimo tempo, provate con una tisana di Sobacha – come quella che ho ideato per i momenti in cui sono al lavoro o in viaggio.

Dosi per 1 persona
Preparazione 5 minuti

2 cucchiai di kasha *(semi di grano saraceno tostati)*

1. Versate i semi di grano saraceno in una teiera o una tazza. Aggiungete 250 ml di acqua bollente e lasciateli in infusione per 5 minuti.

2. Filtrate versando in un'altra tazza prima di bere.

Crêpe di grano saraceno

Questa semplice ricetta priva di glutine è una componente chiave della dieta LeBootCamp. Potete preparare la pastella la sera precedente e tenerla, coperta, in frigorifero. Servite la crêpe con miele grezzo biologico, una cucchiaiata di marmellata di fragole con poco glucosio o margarina non idrogenata. Aggiungete anche un frutto e vi ritroverete una colazione ricca di prebiotici, che vi aiuteranno a perdere peso e mantenervi sazi fino all'ora di pranzo (*vedi* p. 297 per una versione senza grano saraceno.)

Dosi per 2 persone
Preparazione 10 minuti

40 g di farina di grano saraceno
un pizzico di sale

1. Versate la farina, il sale e 120 ml di acqua in una ciotola.

2. Amalgamate bene con le fruste per ottenere una consistenza liscia e omogenea.

3. Scaldate una padellina antiaderente e versate metà del composto con un mestolo. Inclinate la padella per distribuire la pastella su tutta la superficie.

4. Fate cuocere a fuoco medio per circa 2-3 minuti. Voltate la crêpe e fatela cuocere sull'altro lato.

5. Mettete da parte e tenete in caldo mentre preparate la seconda crêpe.

Blue boost

Con il suo contenuto di fragole, mirtilli e more, il Blue boost è una eccellente fonte di nutrienti ed elementi fitochimici indispensabili. In questa ricetta non ho indicato pesi precisi perché non sono importanti: utilizzate una tazza da tè capiente o un mug per calcolare le quantità. Se non avete una centrifuga, vi consiglio caldamente di acquistarla. In alternativa potete usare un frullatore e poi filtrare il succo attraverso un setaccio a maglie molto fini, ma il risultato non avrà lo stesso buon sapore.

Dosi per 1 persona
Preparazione 5 minuti

1 mela
5 fragole
1 tazza di mirtilli (meglio se selvatici)
½ tazza di more (se non le trovate, sostituitele con altri mirtilli)

1. Sciacquate e asciugate tutta la frutta.
2. Mettete la frutta direttamente nella centrifuga: non è necessario sbucciarla.
3. Preparate il succo e bevetelo al momento, in quanto gli antiossidanti perdono la loro forza a mano a mano che i minuti passano.

Smoothie ai datteri

Invece di una fetta di torta o un dessert, provate questo frullato: è un modo sano e delizioso di soddisfare la voglia di dolce. I datteri sono sicuramente un alimento molto ricco, ma qui se ne usano solo quattro, quindi non sposteranno l'ago della bilancia nella direzione sbagliata. Questo frutto è anche una fonte incredibile di potassio e fibre, mentre gli avocado contengono una notevole quantità dell'indispensabile vitamina E e aiutano a mantenere la pelle morbida e sana.

Dosi per 1 persona
Preparazione 5 minuti

1 bicchiere di latte vegano (di canapa, riso, mandorle o soia)
4 datteri senza nocciolo
½ avocado
1 cucchiaio di sciroppo di agave (o 1 bustina di sucralosio)
½ cucchiaino di estratto di vaniglia

1. Mettete tutti gli ingredienti nel mixer e frullateli usando il tasto a impulsi, fino a ottenere un composto omogeneo.
2. Versatelo in un grosso bicchiere e gustatelo!

Green morning boost

Ho voluto chiamare questa preparazione *green* perché la maggior parte degli ingredienti è verde. In realtà, una volta che tutto è stato passato alla centrifuga, il colore prevalente è quello delle carote, risultando quindi tra il verde e l'arancio.

Dosi per 1 persona
Preparazione 5 minuti

2 carote
1 mela
½ cetriolo
1 costa di sedano

1 manciata di foglie di cavolo toscano
2 fettine di zenzero fresco

1. Lavate la mela e le verdure e asciugatele.
2. Mettete mela, verdure e zenzero direttamente nella centrifuga - non serve sbucciarle.
3. Centrifugate e bevete immediatamente.

Latte di nocciole

Ecco un modo per gustare qualcosa che assomiglia al latte anche se si è intolleranti al lattosio o comunque non si vuole bere latte vaccino. Di facile digestione, e molto originale, il latte di nocciole è semplice da preparare ed è una fonte eccellente di enzimi utili per la nostra salute. Mio figlio, che rappresenta sempre un valido test di prova, lo adora!

Dosi per 1 persona
Preparazione 5 minuti + 1 notte di ammollo

1 manciata di nocciole fresche
½ cucchiaino di estratto di vaniglia
(o meno, se preferite un sapore di vaniglia più delicato)
1 cucchiaio di sciroppo di agave o miele grezzo biologico
oppure sucralosio o stevia (facoltativo)

1. La notte prima mettete a bagno le nocciole in una ciotola d'acqua. Controllate che le nocciole siano completamente ricoperte d'acqua, dato che si gonfieranno leggermente durante questa fase.
2. Il mattino seguente, scolate e sciacquate le nocciole, poi

mettetele nel frullatore insieme a 2 o 3 volte il loro volume di acqua e frullate fino a ottenere un liquido bianco lattiginoso.

3. Filtrate il latte di nocciole attraverso un colino a trama molto fine per eliminare tutta la polpa.

4. Unite l'estratto di vaniglia e addolcite, se ne sentite la necessità, con lo sciroppo di agave, il miele oppure i dolcificanti elencati sopra.

Boost di kiwi, uva e *nashi*

Per questo boost dovete avere assolutamente a disposizione una centrifuga. Vi consiglio di utilizzare la pera asiatica, o *nashi*, perché è particolarmente succosa, ma se non riuscite a trovarla potete sostituirla con 2 o 3 pere Conference.

DOSI PER 1 PERSONA
PREPARAZIONE 5 MINUTI

1 kiwi
12 acini di uva
1 pera nashi *non sbucciata*
½ cetriolo non sbucciato

1. Lavate la pera, l'uva e il cetriolo e asciugateli. Tagliate la pera a metà (o a quarti, se la bocca della vostra centrifuga è piccola) ed eliminate il picciolo. Sbucciate il kiwi.

2. Versate tutti gli ingredienti nella centrifuga, centrifugateli e gustate subito.

Frullato viola

Un piccolo piacere dolce, molto saporito, facile e velocissimo da preparare. Vi regala anche una notevole quantità di proteine (utili per la formazione della muscolatura) e antiossidanti. Alcuni ricercatori hanno scoperto che i mirtilli sono al primo posto per attività antiossidante rispetto ad altri quaranta frutti e ortaggi freschi. Gli antiossidanti aiutano a neutralizzare i radicali liberi, quei prodotti secondari del metabolismo che possono provocare cancro o malattie correlate all'età. Responsabili di questo importante effetto benefico per la salute sarebbero le antocianine, i pigmenti che rendono i mirtilli blu.

Questa è una bevanda deliziosa per i bambini, e quindi una sana alternativa ai succhi di frutta pronti.

DOSI PER 2 PERSONE
PREPARAZIONE 2 MINUTI

450 g di mirtilli freschi o parzialmente scongelati
250 ml di latte di soia (o altro latte vegano)
115 g di yogurt di soia
3 gocce di estratto di vaniglia
½ cucchiaino di stevia (facoltativo)

1. Versate tutti gli ingredienti nel mixer con 8 cubetti di ghiaccio.
2. Frullate e bevete.

☞ Questo frullato può essere consumato con un sandwich all'avocado per un pasto ben equilibrato, con pochi grassi saturi.

Zuppa di rucola e broccolo

Un grazie di cuore alla mia amica londinese Selina, che ha condiviso con me questa ricetta saporita. Se volete trasformare questa ottima zuppa in un piatto unico, servitela con gamberetti o salmone affumicato.

DOSI PER 2 PERSONE
PREPARAZIONE 20 MINUTI

1 mazzetto di rucola
1 broccolo
1 cucchiaio di olio d'oliva
sale e pepe a piacere
caprino (per servire, facoltativo)

1. Portate a ebollizione una pentola d'acqua, quindi unite una presa di sale.
2. Mondate il broccolo, lavatelo e dividetelo in rosette di uguali dimensioni. Tuffatelo nell'acqua bollente e unite anche la rucola, mondata e tritata: l'acqua dovrebbe coprire appena la verdura.
3. Non appena il broccolo risulterà morbido, ma non troppo cotto (ci dovrebbero volere circa 5 minuti, se lo volete ancora di un bel colore verde brillante) togliete la pentola dal fuoco.
4. Scolate il contenuto (tenendo l'acqua di cottura) e versatelo nel mixer, quindi lavoratelo fino a ottenere una purea morbida e liscia. Regolate la consistenza aggiungendo a poco a poco l'acqua di cottura: a me, per esempio, piace la zuppa piuttosto densa.
5. Aggiungete un filo di olio d'oliva, sale e pepe a piacere.
6. Se volete potete completare ogni porzione con un cucchiaino di formaggio caprino fresco.

VARIANTE Potete sostituire l'acqua con brodo vegetale biologico.

Pappa al pomodoro con edamame

Questa colorata zuppa si prepara in un istante. Fornisce fibre sane e un'altissima dose di licopene, che combatte il cancro. Scegliete una zuppa che non sia troppo ricca di zuccheri o, meglio ancora, che non ne abbia affatto. Se contiene del sale non aggiungetene alla fine. Se non avete a disposizione i fagioli di soia o edamame, utilizzate fave o piselli.

Dosi per 1 persona
Preparazione 5 minuti

475 ml di zuppa di pomodoro (preferibilmente fresca e biologica, ma va bene anche una in scatola)
20 fagioli edamame congelati o freschi, sgusciati
origano fresco o basilico (per decorare)

1. Scaldate la zuppa di pomodoro fino alla temperatura di servizio.
2. Nel frattempo lessate i fagioli edamame in una casseruola con poca acqua, quindi scolateli.
3. Versate la zuppa di pomodoro in una fondina o una ciotola, quindi distribuitevi sopra i fagioli edamame e l'origano oppure il basilico.

Hummus

Un consiglio: conservate questa salsina saporita e molto sana sempre pronta in frigorifero, per soddisfare la voglia di cibi salati e fibre che potrebbe assalirvi in qualsiasi momento. L'hummus può anche essere usato come salsa da spalmare o come contorno.

DOSI PER 2 PERSONE
PREPARAZIONE 5 MINUTI

1 scatola da 400 g di ceci cotti, biologici
il succo di ½ limone
½ cucchiaino di tahina *(pasta o burro di sesamo)*
1 spicchio d'aglio
2 cucchiaini di cumino
sale
75 ml di olio extravergine di oliva (facoltativo)
olive e prezzemolo a foglia liscia (per decorare, facoltativo)

1. Mettete tutti gli ingredienti in un frullatore, tranne le olive e il prezzemolo. Frullate il tutto fino a ottenere una purea omogenea o grossolana, come preferite.
2. Versate il composto in una ciotolina. Unite un filo d'olio e decorate con qualche oliva e il prezzemolo, se desiderate.

VARIANTI
- Aggiungete 5 pomodori secchi.
- Non usate la *tahina*.
- Aggiungete 100 g di funghi coltivati freschi.

Cavolini di Bruxelles al tè verde

Una eccellente ricetta Detox, che utilizza una Crocifera sempre alla moda. Delizioso come contorno di pollo o tacchino alla griglia.

DOSI PER 2 PERSONE
PREPARAZIONE 30 MINUTI

500 g di cavolini di Bruxelles lavati
500 ml di tè verde

1 cipollotto finemente tritato
2 cipolline piccole affettate
½ cucchiaino di cannella
½ cucchiaino di chiodi di garofano
1,5 cucchiai di margarina non idrogenata
sale e pepe nero macinato al momento

1. Tagliate ogni cavolino di Bruxelles in quarti.
2. In una padella scaldate la margarina e rosolatevi le cipolline a fuoco medio, fino a quando saranno intensamente dorate. Aggiungete i cavolini.
3. Quando i cavolini di Bruxelles iniziano a caramellarsi e tutto il liquido presente in padella è stato assorbito, versate 125 ml di tè verde e deglassate il fondo di cottura raschiando la base della padella.
4. Insaporite con sale, pepe, le spezie e il cipollotto.
5. Aggiungete gradualmente altro tè fino a quando i cavolini saranno perfettamente cotti.

Gratin di zucchine e cipolle caramellate

Dosi per 2 persone
Preparazione 1 ora e 20 minuti

1 zucchina, lavata e affettata, ma non sbucciata
1 cipolla affettata
2 pomodori medi, a fettine
3 cucchiai di olio d'oliva
un pizzico di zucchero o ½ cucchiaino di miele grezzo biologico
½ spicchio d'aglio schiacciato
1 foglia di alloro
timo, sale e pepe a piacere

1. In una casseruola scaldate 1 cucchiaio di olio d'oliva a fuoco basso, quindi aggiungete la cipolla affettata e fatela caramellare. Questa operazione richiederà almeno 45 minuti, quindi potete utilizzare questo tempo per contrarre i glutei o gli addominali. Quando le cipolle iniziano a dorarsi, aggiungete lo zucchero o il miele per velocizzare il processo di caramellizzazione.
2. Preriscaldate il forno a 180 °C.
3. Ungete d'olio un piatto da gratin e strofinatelo con l'aglio.
4. Distribuitevi la zucchina e i pomodori a fette, alternandoli per formare un motivo gradevole.
5. Aggiungete la foglia di alloro e completate con le cipolle caramellate.
6. Insaporite con timo, sale e pepe. Condite con l'olio d'oliva restante.
7. Fate cuocere in forno per 30 minuti, sfornate e servite ben caldo.

Tofu fritto con senape di Digione

Questo delizioso piatto vegetariano è il preferito di mio figlio. Servitelo con riso integrale o selvatico e un'insalata di crescione.

Dosi per 1 persona
Preparazione 15 minuti + il tempo per la marinatura

110 g di tofu compatto
1 cucchiaino di senape di Digione
1 spicchio d'aglio schiacciato
2 cucchiai di aceto balsamico
2 cucchiai di salsa di soia
2 cucchiai di olio d'oliva
sale e pepe nero macinato al momento

1. Tagliate il tofu a dadini e versateli in una ciotola. Distribuitevi la senape, l'aceto balsamico, la salsa di soia e l'olio d'oliva. Aggiungete anche l'aglio schiacciato, sale e pepe.

2. Coprite e passate in frigorifero a marinare per tutto il giorno, o almeno per 4 ore.

3. Fate saltare il tofu a fuoco elevato in una padella antiaderente per 10 minuti (non c'è bisogno di aggiungere altro olio, ma potete versare un po' della marinata nella padella, se necessario, per evitare che i dadini di tofu brucino).

Insalata di carote e uvetta

Dosi per 1 persona
Preparazione 10 minuti

1 grossa carota
1 manciata di uvetta sultanina
1 cucchiaino di Soyannaise (p. 106)
1 cucchiaino di aceto balsamico
1 cucchiaino di olio di canola
sale e pepe nero macinato al momento
prezzemolo (per decorare)

1. Pelate e grattugiate la carota, poi versatela in una insalatiera capiente.

2. Aggiungete l'uvetta sciacquata e mescolate.

3. Preparate la salsa vinaigrette con la Soyannaise, l'aceto, l'olio, sale e pepe.

4. Versate la salsa così ottenuta sull'insalata e mescolate bene.

5. Decorate con il prezzemolo e servite subito, in modo che le carote non diventino troppo molli.

Ratatouille provenzale

Solitamente preparo questo piatto tipico provenzale in grandi quantità, in modo da poterlo congelare e quindi riscaldare quando voglio un pasto sano (se volete fare lo stesso, raddoppiate le dosi indicate). La ratatouille è ricca di sostanze fitochimiche come il licopene (dai pomodori), vitamine A e C, potassio, fibre, e virtualmente è priva di colesterolo o grassi saturi. Un bell'esempio di piatto tipico della dieta mediterranea!

Per prepararla vi serve una padella molto capiente e dal fondo pesante.

DOSI PER 4 PERSONE
PREPARAZIONE 1 ORA E 30 MINUTI

750 g di pomodori
500 g di zucchine
2 melanzane di medie dimensioni
½ peperone verde
½ peperone rosso
½ peperone giallo
1,5 cipolle
3 spicchi d'aglio
3 foglie di salvia finemente tritate (o 1 cucchiaino essiccata)
basilico fresco, finemente tritato, a piacere
2-3 cucchiai di olio d'oliva
sale e pepe nero macinato al momento

1. Mondate e lavate tutte le verdure (senza pelarle) e le erbe.
2. Tagliate pomodori, zucchine e melanzane in pezzi di 2 cm circa.
3. Private i peperoni dei semi, che hanno un sapore amaro, poi tagliateli a fettine.

4. Affettate le cipolle e tritate finemente l'aglio e le erbe.

5. In una casseruola piccola fate cuocere a fuoco dolce le cipolle in 1 cucchiaio di olio d'oliva a fuoco basso, fino a quando saranno intensamente dorate (circa 15 minuti).

6. In una padella capiente scaldate ½ cucchiaio di olio d'oliva e fate insaporire i pomodori a fuoco medio per circa 10 minuti. Teneteli da parte in luogo caldo. Fate saltare le zucchine in 1 cucchiaio di olio fino a quando saranno dorate e morbide. Tenetele da parte insieme con i pomodori. Ripetete l'operazione con i peperoni, le melanzane e l'aglio.

7. Mescolate insieme tutti gli ingredienti cotti, unite le erbe aromatiche tritate, regolate di sale, profumate con il pepe e fate cuocere a fuoco dolce per almeno 30 minuti. Se potete cuocere la ratatouille più a lungo, a fuoco molto dolce, il sapore sarà ancora più intenso.

8. Regolate di sale e pepe e servite la ratatouille calda o fredda, a piacere.

Salsa allo yogurt

Questa salsa è deliziosa per accompagnare i carciofi, senza il grasso di una classica salsa a base di olio e aceto. Inoltre è una sana fonte di proteine.

DOSI PER 4 PERSONE
PREPARAZIONE 5 MINUTI

225 g di yogurt naturale senza lattosio
2 cucchiaini di aceto balsamico
1 spruzzata di senape o salsa al rafano
sale e pepe nero macinato al momento
origano fresco o essiccato (facoltativo)

1. Montate lo yogurt usando le fruste manuali.
2. Aggiungete la senape o la salsa al rafano.
3. Insaporite con sale, pepe e origano, se vi piace. Mescolate il tutto.
4. Aggiungete anche l'aceto, mescolate il tutto *et voilà!*

VARIANTE Potete aggiungere a questa salsa del gorgonzola di capra o pecora per dare un sapore più intenso e salato.

Raita

Grazie al suo sapore fresco, dovuto al cetriolo e allo yogurt, questa deliziosa salsa crea un gradevole contrasto rispetto ai piatti indiani speziati, come il Pollo tandoori (p. 113). Diventa anche un condimento goloso e poco calorico per carote e sedano a bastoncini.

DOSI PER 2 PERSONE
PREPARAZIONE 10 MINUTI

3 vasetti di yogurt vegano naturale (con latte di soia o mandorle)
1 cetriolo, pelato e tagliato a dadini
4 cucchiaini di menta finemente tritata
1 mazzetto di coriandolo fresco (le foglie tritate finemente)
o 1 cucchiaino in polvere
sale

1. In una ciotola montate lo yogurt con le fruste fino a ottenere un composto liscio.
2. Unite il sale e il coriandolo.
3. Incorporate la menta. Aggiungete il cetriolo a dadini e mescolate il tutto delicatamente con un cucchiaio. Servite subito.

Soyannaise

Ecco una maionese leggera che rappresenta una sostituta perfetta della versione classica. Mangiate in modo leggero, mangiate in modo sano, mangiate in modo saggio! Potete trovare anche la soyannaise già pronta in qualche supermercato specializzato. Questa preparazione è ottima anche come base per altri condimenti. Si conserva benissimo in frigorifero per una settimana.

Dosi per 5 persone
Preparazione 10 minuti

250 g di tofu (morbido o vellutato)
7 cucchiai di olio di semi di girasole
1,5 cucchiai di succo di limone
1 cucchiaino di senape di Digione
1 cucchiaino di aceto di mele
1 cucchiaino di zucchero
sale e pepe nero macinato al momento

1. In un frullatore, ad alta velocità, mescolate il tofu, il succo di limone, la senape, l'aceto, lo zucchero, sale e pepe.
2. Aggiungete gradualmente l'olio a filo, fino a ottenere una crema liscia e omogenea, molto soffice.
3. Conservate la salsa in un vasetto di vetro, tenendolo sempre in frigorifero.

VARIANTE Preparate una Soyannaise al curry mescolando 3 cucchiai di Soyannaise con 1 cucchiaio di olio di canola, un pizzico di sale e 1 cucchiaino di curry in polvere, o a piacere. È deliziosa con il pollo arrosto avanzato e l'insalata verde.

Sei vinaigrette

PER TUTTE: DOSI PER 2-4 PERSONE
PREPARAZIONE 5 MINUTI

Vinaigrette all'aceto balsamico

1 cucchiaio di aceto balsamico
1 scalogno finemente tritato
2 cucchiai di olio di canola
1 cucchiaio di senape di Digione
sale e pepe nero macinato al momento

1. Lavorate insieme con le fruste manuali la senape, l'aceto, lo scalogno e il sale. Fate riposare per permettere ai sapori di intensificarsi.
2. Unite l'olio e lavorate ancora con le fruste, poi profumate con il pepe a piacere ed eventualmente regolate di sale.

Vinaigrette cinese

6 cucchiai di olio di canola
4 cucchiai di aceto di riso
1 cucchiaio di Soyannaise (p. 106)
sale e pepe nero macinato al momento
1 cucchiaino di olio di sesamo (facoltativo)

1. Lavorate insieme con le fruste manuali l'aceto, gli oli e la Soyannaise o frullate il tutto in un mixer.
2. Regolate di sale e pepe.

Vinaigrette all'aglio

1 spicchio d'aglio schiacciato
3 cucchiai di olio di oliva
1 cucchiaio di senape di Digione
1 cucchiaio di aceto di sherry
sale e pepe nero macinato al momento

1. Lavorate insieme con le fruste manuali la senape, l'aglio, l'aceto e il sale. Fate riposare per permettere ai sapori di intensificarsi.
2. Unite l'olio d'oliva e lavorate ancora con le fruste, poi profumate con il pepe a piacere ed eventualmente regolate di sale.

Vinaigrette al limone

1 cucchiaio di succo di limone
3 cucchiai di olio di oliva
2 cucchiai di cipolla finemente tritata
1 cucchiaio di senape di Digione
1 cucchiaio di aceto di vino bianco
sale e pepe nero macinato al momento
1 pezzetto di lemongrass (citronella) finemente tritato (facoltativo)

1. Lavorate insieme con le fruste manuali la senape, la cipolla, l'aceto, il succo di limone e il sale. In questo caso non utilizzo mai il frullatore o il mixer, in quanto preferisco che la cipolla tritata mantenga la sua consistenza. Fate riposare per permettere ai sapori di intensificarsi.
2. Unite l'olio di oliva e qualche pezzetto di lemongrass, se vi piace, e lavorate ancora con le fruste. Profumate con il pepe a piacere ed eventualmente regolate di sale.

Vinaigrette mimosa champagne

2 cucchiai di champagne (o spumante)
2 cucchiai di succo d'arancia
1 cucchiaio di senape di Digione
2 cucchiai di cipolla finemente tritata
2 cucchiai di olio di canola
sale e pepe bianco

1. Lavorate insieme con le fruste manuali la senape, la cipolla, il succo d'arancia, lo champagne o lo spumante e il sale. Fate riposare per permettere ai sapori di intensificarsi.

2. Unite l'olio e lavorate ancora con le fruste, poi profumate con il pepe a piacere ed eventualmente regolate di sale. Se preferite una consistenza più liscia, frullate il tutto nel mixer.

Vinaigrette dolce allo scalogno

1 scalogno finemente tritato
3 cucchiai di olio di canola
1 cucchiaio di senape a grana grossa
1 cucchiaio di aceto balsamico invecchiato
sale e pepe nero macinato al momento

1. Lavorate insieme con le fruste manuali la senape, lo scalogno, l'aceto e il sale. Fate riposare per permettere ai sapori di intensificarsi.

2. Unite l'olio di canola e lavorate ancora con le fruste, poi profumate con il pepe a piacere ed eventualmente regolate di sale.

Tortilla di avocado e salmone

È dimostrato che l'avocado contribuisce ad abbassare il colesterolo, e il salmone, come l'avocado, fornisce grassi sani (omega-6), che contribuiscono anch'essi a diminuire il colesterolo. La Soyonnaise vi aiuterà a mantenere i grassi saturi vicino allo zero. Potete trovare le tortillas di grano germogliato nei negozi di prodotti macrobiotici e on-line, oppure sostituirle con altre di farina integrale se non siete nella fase Detox.

Dosi per 1 persona
Preparazione 5 minuti

1 tortilla preparata con grano germogliato o farina integrale
½ avocado maturo, pelato e affettato
1 cucchiaino di Soyannaise (p. 106)
100 g di salmone selvaggio affumicato
succo di limone

1. Scaldate la tortilla in una padella bollente 1 minuto per lato, senza condimento.
2. Mettete la tortilla su un piatto.
3. Spalmate la Soyannaise e distribuitevi sopra le fettine di avocado, poi spruzzate con qualche goccia di succo di limone.
4. Aggiungete le fette di salmone e, se volete, un filo di succo di limone.
5. Ripiegate le estremità all'interno e avvolgete il ripieno dentro la tortilla.

Involtini di salmone affumicato con formaggio cremoso

Questa ricetta è perfetta sia come antipasto sia come portata principale, e può essere preparata anche con molto anticipo, dato che sopporta benissimo la congelazione. Il salmone è ricco di proteine e grassi benefici per l'organismo. Mi piace servire questi involtini con frutti di bosco, che sono un'ottima fonte di antiossidanti.

Dosi per 2 persone
Preparazione 10 minuti

4 fette di salmone affumicato
75 g di formaggio cremoso vegano
½ cucchiaino di erba cipollina finemente sminuzzata
sale, pepe nero macinato al momento e aglio in polvere a piacere

1. In una ciotolina mescolate con una forchetta il formaggio cremoso, l'erba cipollina, sale, pepe e l'aglio in polvere.
2. Su un vassoio disponete una fetta di salmone affumicato. Distribuitevi un po' della crema di formaggio stendendola uniformemente, poi arrotolatela formando un involtino. Ripetete l'operazione con le fette rimanenti.
3. Passate gli involtini in frigorifero fino al momento di consumarli. Potete tagliarli a pezzetti per ottenere porzioni più piccole, se volete servirli come antipasto.

Filetto di trota in crosta di nocciole

Un piatto delizioso servito semplicemente con spicchi di limone e un'insalata verde, per un pranzo leggero. Per trasformarlo in un piatto unico o un pasto più consistente, accompagnatelo con del riso basmati integrale.

Dosi per 1 persona
Preparazione 15 minuti

1 filetto di trota (preferibilmente selvatica o allevata con metodi biologici)
1 manciata di nocciole (o mandorle, se preferite)
1 cucchiaino di olio di canola
sale, pepe nero macinato al momento
spicchi di limone (per servire)

1. Avvolgete le nocciole in un tovagliolo pulito e passatevi sopra un matterello per sminuzzarle grossolanamente. Versatele su un vassoio.

2. Salate e pepate leggermente il filetto di trota. Disponetelo sulle nocciole e premete bene per coprirlo uniformemente. Voltate il filetto e ripetete l'operazione.

3. Scaldate l'olio di canola in una padella antiaderente, a fuoco medio. Fate cuocere il filetto di trota per circa 3 minuti, poi voltatelo con molta attenzione, cercando di mantenere la crosta di nocciole in posizione sul pesce. Proseguite la cottura per altri 3 minuti, o fino a quando il filetto di trota avrà raggiunto il punto di cottura desiderato.

4. Servite con gli spicchi di limone.

Pollo con limone e cumino

Sapore intenso grazie al cumino, bella pelle dorata... un piatto che fa venire l'acquolina in bocca! Tra l'altro, un'ottima fonte di proteine animali, con pochi grassi saturi. Una ricetta che è anche facile adattare per più commensali.

Dosi per 2 persone
Preparazione 30 minuti

2 petti di pollo, con la pelle
½ limone, affettato finemente
semi di cumino a piacere
8 olive denocciolate (verdi o nere)
2 spicchi d'aglio
olio d'oliva
sale, pepe macinato al momento

1. Pennellate i petti di pollo con l'olio d'oliva. Cospargeteli di sale, pepe e cumino, quindi metteteli in una pirofila unta d'olio, con il lato della pelle verso l'alto.
2. Aggiungete il limone, le olive e gli spicchi di aglio. Fate cuocere in forno a 200 °C per 30 minuti.
3. Dopo circa 10 minuti aggiungete 5 cucchiai di acqua, quindi ripetete questa operazione per altre due volte durante il procedimento di cottura, all'incirca ogni 5 minuti. Se il pollo ha un aspetto molto asciutto, versate un po' più di acqua, ma non esagerate, perché altrimenti vi ritroverete con un fondo di cottura troppo liquido.
4. Servite con insalata verde o verdure cotte a vapore.

Pollo tandoori

Un piatto indiano molto popolare, facile da realizzare anche a casa: non è necessario avere il forno *tandoori*. Se volete diminuire il valore calorico e i grassi, togliete la pelle dal pollo, ma io preferisco lasciarla.

È delizioso servito con la salsa Raita (p. 105).

Dosi per 2 persone
Preparazione 20 minuti + almeno 3 ore per la marinatura

2 petti di pollo (con gli ossi o disossati), o cosce
un pizzico di peperoncino rosso del Kashmir in polvere
½ cucchiaino di succo di limone
sale a piacere

Per la marinata
60 g di yogurt di soia al naturale
un pizzico di peperoncino rosso del Kashmir in polvere
2 cucchiaini di zenzero fresco grattugiato
2 grossi spicchi d'aglio, schiacciati
2 cucchiai di burro fuso
2 cucchiaini di succo di limone
1 cucchiaino di olio di senape
½ cucchiaino di garam masala in polvere
olio di canola in spray, se usate il forno
sale
½ cucchiaino di chaat masala (per servire)
anelli di cipolla e spicchi di limone (per decorare)

1. Praticate sui petti di pollo o sulle cosce alcune incisioni con un coltello affilato.
2. Strofinate sul pollo un composto speziato realizzato con il peperoncino rosso del Kashmir, succo di limone e sale. Coprite e fate insaporire in frigorifero per circa 30 minuti.
3. Per la marinata, frullate con lo yogurt il peperoncino rosso del Kashmir, il sale, lo zenzero, l'aglio, il succo di limone, il garam masala e l'olio di senape.
4. Distribuite la marinata sul pollo, copritelo e tenetelo in frigorifero per 3-4 ore (più rimane a insaporirsi, meglio è, quindi non agitatevi se dimenticate il pollo in frigorifero per troppo tempo).
5. Se usate il forno tandoori, preparatelo a calore moderato.

Altrimenti, preriscaldate il forno a 200 °C. Utilizzando il forno tandoori, infilzate il pollo sugli spiedini e fate cuocere per 10-12 minuti o fino a quando è quasi cotto. Se i pezzetti di pollo non sono disossati richiederanno tempi leggermente più lunghi. Se usate il forno tradizionale, spruzzate semplicemente l'olio di canola su una placca e cuocetevi il pollo per lo stesso tempo indicato in precedenza, fino a quando sarà dorato. Voltatelo a metà cottura, in modo che la rosolatura sia omogenea.

6. Distribuitevi il burro fuso e fate cuocere per altri 4 minuti.
7. Cospargete con la polvere di chaat masala e servite decorato con anelli di cipolla e spicchi di limone. A piacere potete accompagnare il Pollo tandoori con la salsa Raita.

Insalata di pasta con feta e olive

Un mix interessante per fornire la maggior parte delle sostanze nutrienti fondamentali ottenibili in un pasto: proteine, carboidrati complessi e verdure a foglia verde scuro. Se preparate questa ricetta quando non siete in fase Detox, sostituite la pasta senza glutine con altra integrale. La pasta integrale apporta la vitamina B_6, fondamentale per assorbire il magnesio. La feta fornisce invece proteine e calcio. Di solito utilizzo i fusilli perché la loro forma elicoidale trattiene i pezzetti di feta e altre delizie.

Dosi per 2 persone
Preparazione 5 minuti

120 g di fusilli integrali o senza glutine, bolliti e raffreddati in frigorifero oppure a temperatura ambiente
200 g di feta a dadini
8 olive nere kalamata denocciolate e tagliate a metà
5 foglie di basilico (o a piacere), lavate, asciugate e tritate

60 ml di olio d'oliva, più altro se necessario
1 cucchiaio di aceto di vino rosso
sale e pepe nero macinato al momento (ricordate che questo piatto risulta già salato per la presenza della feta, quindi assaggiate prima di aggiungere altro sale!)

1. Mescolate tutti gli ingredienti in una capiente insalatiera.
2. Servite immediatamente. Questa non è un'insalata che si può conservare per il giorno dopo, in quanto la pasta assorbirebbe il condimento e diventerebbe molle.

VARIANTE Amando molto i formaggi erborinati, ne aggiungo spesso a questa ricetta. Ma controllate sempre il tipo di latte: i formaggi erborinati sono infatti prodotti con latte caprino, pecorino o vaccino. Usate sempre la versione di latte caprino o pecorino.

Insalata di spinaci, mele e fragole

Gli spinaci: una verdura ricca di sostanze nutrienti, le cui saporite foglie verdi ci regalano calcio, magnesio, vitamina B_6 e altre sostanze fitochimiche che secondo studi recenti sembrano avere eccellenti proprietà nella lotta contro il cancro. La vitamina B_6 è indispensabile perché l'organismo possa assorbire il magnesio. Una carenza di magnesio può provocare svariati problemi di salute, come irritabilità, depressione, insonnia, debolezza muscolare e crampi alle dita delle mani e dei piedi.

DOSI PER 2 PERSONE
PREPARAZIONE 5 MINUTI

1 mazzo di spinaci freschi, lavati, scolati e asciugati
75 g di mele essiccate, tagliate ad anelli o a fette e poi divise a metà

40 g di fragole essiccate, affettate
2 cucchiai di Vinaigrette all'aceto balsamico (p. 107)

1. Versate gli spinaci in una insalatiera capiente, quindi conditeli con 1 cucchiaio di vinaigrette.
2. Distribuitevi sopra le fragole e le mele essiccate e spruzzate il tutto con la vinaigrette restante.

VARIANTE Aggiungete qualche dadino di formaggio erborinato preparato con latte di pecora.

Macedonia di fragole e pompelmo

Una proposta sana e colorata, che pulisce il palato in modo delizioso.

DOSI PER 2 PERSONE
PREPARAZIONE 10 MINUTI

1 pompelmo rosa, tagliato a metà
140 g di fragole, sciacquate e tagliate a metà
2 cucchiaini di acqua di fiori di arancio
1 cucchiaino di zucchero granulare o poco sciroppo di agave

☞ Il pompelmo rosa può interferire con l'effetto di alcuni farmaci: chiedete sempre il parere al vostro medico. Eventualmente sostituite il pompelmo con un'arancia.

1. Togliete la buccia dalle due metà del pompelmo, cercando di tenerla intera. Con un coltellino dividete ogni spicchio dalla

sua membrana, staccando delicatamente la polpa. Durante l'operazione lavorate sopra una ciotola per raccogliere tutto il succo.

2. In una capiente terrina mescolate gli spicchi di pompelmo con il succo. Aggiungete le fragole e l'acqua di fiori di arancio e mescolate bene il tutto, quindi zuccherate.

3. Versate il tutto nei gusci formati dalla buccia del pompelmo (se intatti, altrimenti usate delle ciotoline) e servite.

Macedonia di frutta tricolore

Assaporate tutta la fresca dolcezza dei frutti di bosco, enfatizzati da una spruzzata di limone e dalla freschezza della menta. Una proposta facile, deliziosa e sana. Oltre ai folati, alla vitamina C, alle fibre e al potassio, i frutti di bosco forniscono un elevato livello di vitamina A, che aiuta a migliorare la vista, soprattutto quella notturna. Questa macedonia, di velocissima realizzazione, vi fornirà efficaci sostanze fitochimiche, come i flavonoidi dalle proprietà antinfiammatorie, che renderanno la vostra pelle meravigliosa. Inoltre i frutti di bosco sono ricchi di sostanze antiossidanti, che forniscono protezione neutralizzando i radicali liberi (sostanze dannose sviluppatesi nel corso dei processi metabolici, che possono provocare cancro o malattie degenerative legate all'età).

Dosi per 2 persone
Preparazione 15 minuti

250 g di fragole (fresche)
250 g di lamponi (freschi o surgelati)
125 g di mirtilli (freschi o surgelati)
il succo di ½ limone
stevia
foglie di menta

1. Sciacquate tutti i frutti di bosco, se freschi. Se usate frutti surgelati, scongelateli lasciandoli a temperatura ambiente per almeno 2 ore prima di usarli.

2. Tagliate le fragole a metà o in quartini, in base alle dimensioni, e mettetele in una ciotola.

3. Aggiungete i mirtilli e mescolate.

4. Frullate metà dei lamponi nel mixer.

5. Versate i lamponi frullati e quelli interi nella ciotola.

6. Unite anche il succo di limone e mescolate delicatamente con un cucchiaio.

7. Aggiungete la stevia, a piacere, e decorate con le foglioline di menta.

VARIANTE Potete completare con yogurt di latte di soia naturale, montato con un poco di stevia.

Fase 2
Attacco

OBIETTIVO
Attaccare i chili ostinati e ridurre la cellulite.

FATTI

- I picchi glicemici ci fanno ingrassare.
- Sì, possiamo liberarci della cellulite!

LE REGOLE DELLA FASE ATTACCO

- Fare una Giornata Turbo Detox alla settimana.
- Bere Sobacha ogni mattina, più tre tazze nel corso della giornata.
- Bere succo di limone con acqua ogni mattina.
- Fare una passeggiata di 30 minuti a stomaco vuoto ogni giorno.
- Fare un'ora minimo di esercizi cardio al giorno, utilizzando questa fase per provare svariate attività.
- Fare due esercizi anticellulite al giorno, più il maggior numero possibile di esercizi della «25ª ora» che è possibile inserire nell'attività quotidiana.
- Gestire lo stress con esercizi di respirazione addominale (pp. 51-52).

CONGRATULAZIONI! Avete superato il primo ostacolo, la fase Detox, e sono davvero orgogliosa di voi! Negli ultimi quattordici giorni avete purificato l'organismo e vi siete gradualmente snelliti a tutti i livelli. A mano a mano che continuate a liberarvi delle tossine, il vostro corpo inizia ad apparire meno gonfio, sperimentate una nuova vitalità e – cosa sicuramente più importante – avete iniziato a perdere i primi chili.

La pancia è più piatta, i vestiti potrebbero iniziare a cadervi meglio, a essere persino un po' larghi. Se avevate iniziato con molti chili da perdere, potreste prendere in considerazione l'idea di acquistare abiti di una taglia in meno.

E ora diamo un'occhiata al vostro successo in numeri: il peso, ovviamente, i centimetri (vita, braccia e cosce), che sono ancor più importanti, e, ultimo ma non meno significativo, il livello di energia. Su una scala da 1 (nessuna energia) a 10 (massimo di energia), dove vi posizionereste oggi?

Siete soddisfatti di questi numeri? Benissimo! Perché il successo ottenuto è tutto merito vostro. E quindi avete diritto a una ricompensa – che non sia ovviamente un biscotto o una grossa fetta di torta. Che ne direste allora di un nuovo equipaggiamento per il fitness? Indumenti un po' più attillati di quelli a cui eravate abituate, e magari di un bel colore vivace, per notare subito quanto il vostro look è migliorato. O ancora, che ne pensate di un paio di scarpe da jogging molto *cool*? Se invece non siete ancora arrivati a perdere una taglia, potreste prendere in considerazione l'idea di coccolarvi un po' prenotando una seduta in una spa. Ricordate: il vostro corpo ha partecipato attivamente alla prima fase, ha vissuto i suoi momenti di difficoltà, quindi ha il diritto che gli siate riconoscenti. Inoltre, grazie ai punti che vengono stimolati, un massaggio può aiutarvi a riconnettervi con il corpo e a rinfrescare le motivazioni per mantenere sempre bene in vista il vostro obiettivo mentre entriamo in questa nuova fase.

Motivazione estrema

La luna di miele si avvicina alla fine? Effettivamente, di solito accade che siamo ben contenti di impegnarci al massimo per un paio di settimane, ma poi le nostre motivazioni tendono a perdere entusiasmo, e ci allontaniamo dalla retta via. Non qui! Non siete soli in questo percorso: io sarò sempre al vostro fianco, in ogni momento.

Invece di riposare sugli allori e dedicarsi solo a perdere i primi chili, abbiamo intenzione di alzare il livello del nostro impegno, fare un passo oltre e imparare nuove tecniche per affrontare i chili più ostinati. Questi chili più difficili fanno probabilmente parte della vostra vita da anni e hanno resistito anche alle diete più rigorose. Bene, adesso stiamo proprio per gettarli via – un'espressione forte che è effettivamente il motto di un gruppo molto attivo di

BootCampisti online. In questa occasione voglio pubblicamente rendere merito a tutti gli sforzi di questa community.

Impareremo a visualizzare i chili da eliminare, l'azione stessa di rimuoverli, cancellarli, espellerli dal nostro corpo. In effetti, stiamo entrando in una fase di motivazioni estreme. Nessuno, nemmeno voi stessi, si frapporrà tra voi e il vostro obiettivo. E tutti quelli che vogliono sabotare la perdita di peso – colleghi che vi portano uno snack alle 4 del pomeriggio, amici che vogliono convincervi a bere un bicchiere di vino in più o a mangiare una razione maxi di dessert al ristorante, la zia che si offende se non fate il bis... – andranno allontanati. Vi state posizionando su una base molto solida, e quei chili così tenaci si scioglieranno magicamente grazie alla fase Attacco.

Il nostro obiettivo è quello di consolidare la perdita di peso sin qui ottenuta, e continuare su questa via fino a quando avrete smaltito il 75% di tutto il peso che volete eliminare.

La mente sul pezzo

Nella fase in cui ci si deve motivare per perdere peso, la mente rappresenta una forza estremamente potente. Le tecniche di visualizzazione aiutano a imbrigliare questa forza, concentrando la mente su un'immagine forte. Eccone tre fra le mie preferite:

- **Immaginatevi mentre state cedendo.** Uno studio della Carnegie Mellon University, in Pennsylvania, ha dimostrato che immaginare se stessi mentre si consuma un alimento di cui si avrebbe una voglia matta può aiutare a cancellarne la tentazione. Se state pensando di mangiare qualcosa che di certo non vi farebbe bene, provate a immaginarvi mentre ne consumate a volontà e ne assaporate il gusto, una situazione che potrebbe diminuire la voglia di quel cibo, o addirittura eliminarla completamente.

- **Imparate a conoscere il vostro «nemico».** Quando sono stanca e demotivata, visualizzo un evento della mia vita particolarmente stressante o una persona di cui vorrei liberarmi (ovviamente nel senso figurato del termine), e fa miracoli! Vi garantisco che simili visualizzazioni vi daranno le motivazioni necessarie per proseguire su quel cammino, fare quegli esercizi, sollevare un determinato peso, dire di no a quel dolce.
- **Incanalare le energie negative.** Con le celebrità di Hollywood che si rivolgono a me scelgo un approccio diverso: suggerisco loro di pensare al prossimo casting, di immaginarsi mentre competono per ottenere una determinata parte in un film. Oppure, se hanno il cuore infranto per una relazione appena finita, propongo loro di incanalare quell'energia per essere ancora più in forma di prima, ancora più belle di prima. Chiamo questa tecnica la Vendetta Diet®. Anche in questo caso, tutto ruota intorno alla capacità di imbrigliare l'energia e dirigerla verso un elemento positivo.

In breve, ognuno dovrebbe attingere alla propria specifica fonte di motivazioni. Non c'è giusto o sbagliato: la scelta è solo vostra.

All'attacco!

E ora analizziamo in dettaglio i punti chiave della fase Attacco. Attenetevi alle regole seguenti con grande attenzione, ritornando ai miei suggerimenti sulla «Motivazione estrema» (p. 124) se sentite che iniziate a vacillare.

Una Giornata Turbo Detox (GTD) alla settimana

Ormai siete diventati esperti nelle tecniche per disintossicare il corpo, quindi mettiamo in pratica le vostre conoscenze per la fase Attacco. Iniziando da oggi, scegliete un giorno alla settimana per la vostra GTD.

Probabilmente vi chiederete perché dovete fare un altro trattamento disintossicante dato che avete appena seguito 2 settimane di fase Detox, che vi ha pulito in profondità. Be', proprio come una casa si sporca giorno dopo giorno, il vostro corpo accumula tossine ogni ora che passa: stress, mancanza di sonno, un po' di fast food che scivola subdolo qua e là... Ricordate: ogni cambiamento nel nostro organismo genera tossine. Perdere peso produce tossine. Quindi dobbiamo rimanere vigili e non permettere a qualche nuovo commensale carico di tossine di accomodarsi alla nostra tavola!

Riassumendo, siamo costantemente esposti alle tossine, e quindi dobbiamo avere un programma di pulizia sempre pronto. È qui che la GTD entra in gioco (*vedi* box).

Giornata Turbo Detox

1. Oltre ad astenervi da alcol, glutine, lievito, uova, salse ricche, prodotti contenenti zucchero e alimenti pesanti (come per la Detox), state lontani dalla carne e dai prodotti lattiero-caseari di qualsiasi genere.

2. Consumate sette alimenti detox. Vi sembra esagerato? Per nulla! Basta dare un'occhiata alla Top Ten degli alimenti Detox (pp. 65-71).

Colazione: succo di limone spremuto al momento in una tazza di acqua a temperatura ambiente, seguito da Sobacha (p. 90) e Crêpe di grano saraceno (p. 91).

Segue

Pranzo: un carciofo cotto al vapore con una Vinaigrette all'aglio (p. 108), come parte di un pasto equilibrato composto, per esempio, da pesce alla griglia e frutti di bosco. E così avrete già cinque alimenti detox.

Spuntino: aggiungete una mela e una banana come snack, ed ecco fatto!

Cena: scegliete dal menu Detox o create un pasto sano, ma ricordate sempre di seguire le regole del punto 1. Ovviamente, nulla vi vieta di aggiungere un'altra GTD quando il vostro corpo ve lo chiede.

Fate in modo di mantenere sempre una GTD alla settimana, ma se proprio ve ne siete dimenticati, non agitatevi, perché ormai sapete che se vi stressate libererete più tossine e aumenterete i livelli di cortisolo. Se avete saltato una GTD, recuperatela il giorno successivo.

Chiedete ai vostri colleghi di unirsi a voi in questa sfida, trasformatela in un gioco anche per i vostri figli, che potranno scegliere i sette alimenti preferiti dall'elenco, motivate il partner a sostenervi facendo quello che fate voi e traendone i vostri stessi benefici.

Per essere certi del successo, scegliete la vostra GTD ora e annotatevela nell'agenda settimanale, sul calendario, su un biglietto da affiggere con una calamita sul frigorifero oppure su un post-it ben visibile in bagno. Mettete un appunto con richiamo sonoro sul telefonino. In questo modo non potrete di certo dimenticarvene. E per essere sicuri di avere sempre a disposizione alimenti da GTD, tenete in borsa o in tasca una lista con almeno metà dei cibi Detox, oppure affiggetevi anche questa lista al frigorifero.

Dopo alcune settimane, rimarrete stupiti di quanto le GTD

siano ormai diventate una vostra abitudine ben consolidata, del tutto naturale, al punto che non solo non ve ne dimenticherete più, ma anche se dovesse accadere, avreste subito la sensazione che vi manchi qualcosa.

1 Sobacha ogni mattina + 3 tazze durante il giorno

La prima volta che assaggerete il Sobacha (p. 90), rimarrete sorpresi dal suo sapore insolito, ma sono certa che gradualmente vi ci abituerete. Conoscete tutti i benefici di questa bevanda millenaria? Tiene il vostro appetito sotto controllo e vi procura un livello elevato di antiossidanti che fanno bene al cuore e al sangue.

Ho trascorso ore e ore parlando con specialisti di medicina interna cinesi e giapponesi circa i benefici del grano saraceno tostato e messo in infusione, mentre sorseggiavo questa bevanda miracolosa. E devo ammettere che io – il vostro coach ossessionato dagli studi medici – non sono riuscita a trovare molti saggi scientifici sui benefici di questa bevanda che amo profondamente. Perché? Ebbene, chi potrebbe mai avere interesse a sovvenzionare ricerche su un vegetale già disponibile e facilmente accessibile che cresce senza pesticidi? Non di certo una società farmaceutica, né un'industria alimentare, entrambe tra i maggiori sponsor di studi scientifici sugli alimenti.

In ogni caso, la cosa migliore da fare è considerare l'antica diffusione del Sobacha, consumato da oltre tremila anni, e prestare attenzione a come vi sentite dopo averlo bevuto per due settimane. Quindi, anche se amo dimostrare ogni mia affermazione ricorrendo a ricerche in doppio cieco condotte in base a un protocollo molto severo, in questo caso particolare devo basare la decisione di consumare grano saraceno esclusivamente su studi empirici.

Succo di limone al mattino

Sapendo ormai che, tranne in condizioni mediche specifiche, il succo di limone a temperatura ambiente non provoca bruciori di stomaco, sono certa che avrete sviluppato una vera e propria dipendenza da questa bevanda, ed è certamente una notizia fantastica! La vostra pelle splenderà ancora di più, vi sentirete pieni di energia sin dal risveglio, il vostro fegato funzionerà alla grande.

Manterrete la buona abitudine del succo di limone alla mattina per sempre. Anche in questo caso, potrete notare quanto questa abitudine sarà entrata come parte integrante della vostra quotidianità dopo appena qualche settimana. Sono certa che, se salterete una mattina, inizierete subito a sentirne acutamente la mancanza! Pertanto, cercate di avere sempre in frigo qualche limone (biologico è sicuramente meglio, ma non è essenziale), e state alla larga dal succo di limone confezionato, in quanto il processo di pastorizzazione distrugge la vitamina C.

Vi sentite pronti? Vi siete ormai appropriati di questi tre componenti chiave? Sono certa che la vostra risposta è un Sì forte e chiaro. Allora spostiamoci su un altro concetto fondamentale nella fase Attacco e indispensabile per essere certe di perdere peso nel modo più corretto.

Perdita di peso e indice glicemico

I primi studi sull'indice glicemico in relazione al dimagrimento sono stati pubblicati dall'Università di Toronto nel 1981, a firma di Thomas Wolever e David Jenkins, i primi a studiare in modo approfondito l'impatto degli alimenti con un elevato indice glicemico sull'aumento di peso. Numerosi altri studi indipendenti hanno confermato queste prime ricerche, e il concetto non è stato più messo in dubbio. Andiamo quindi a conoscere meglio questi meccanismi imprescindibili.

Perché l'indice glicemico può aiutarmi a perdere peso?

Se avete mai fatto un esame della glicemia a stomaco vuoto avrete vissuto in prima persona gli effetti dello zucchero puro sul corpo. Ricordate quella bevanda terribile, molto dolce, che l'infermiera vi ha somministrato prima di prelevarvi il sangue? Non risentite quel senso di nausea? State per capirne il motivo.

I nutrizionisti hanno a lungo combattuto il consumo di zuccheri basando le loro argomentazioni sulla struttura molecolare. I carboidrati semplici (nel senso che la loro struttura molecolare è semplice, ovvero le molecole sono piccole) sono stati qualificati come «zuccheri rapidi» e accusati di provocare un picco glicemico nel sangue, mentre i carboidrati complessi sono stati classificati come «zuccheri lenti» e apprezzati per la capacità di saziare la fame in modo durevole. Sin dai primi anni 2000, tuttavia, abbiamo scoperto che questa classificazione è troppo semplicistica, e che i carboidrati semplici non sono necessariamente gli unici a essere metabolizzati troppo in fretta. Sembra infatti che anche alcuni carboidrati raffinati con molecole complesse (come il riso bianco e le patate) inducano un picco glicemico simile allo zucchero puro.

Questa scoperta ha indotto quindi una nuova classificazione: l'indice glicemico (IG), che prende in considerazione l'impatto dello zucchero sul sangue, indipendentemente dalla struttura molecolare di un alimento.

Gli *alimenti con IG alto* (cioè con un indice glicemico vicino a 100) alzano i livelli di zucchero nel sangue molto rapidamente. Il fatto di essere metabolizzati così velocemente induce l'organismo a immagazzinare molta energia sotto forma di grasso (glicogeno). Provocando un picco glicemico, seguito da un abbassamento repentino degli zuccheri nel sangue, scatenano acute voglie alimentari e senso di stanchezza. Gli alimenti con IG alto comprendono: zucchero bianco, pane bianco, patate bollite, cotte al vapore o in forno e dolci.

Gli *alimenti con IG basso* (vicino a zero) hanno un effetto decisamente più lento sui livelli di zucchero nel sangue. Provocano un'immediata sensazione di pienezza e, mantenendo bassa la glicemia, contribuiscono a preservare tale sensazione di sazietà più a lungo, il che implica una minore quantità di zucchero in eccesso immagazzinata sotto forma di glicogeno. Evitando bruschi abbassamenti dei livelli di zucchero nel sangue, gli alimenti con IG basso ci aiutano inoltre a combattere la fame, a stabilizzare il peso e proteggerci da malattie cardiovascolari e diabete. Tra gli alimenti a IG basso: verdure, legumi, carne e pesce. Da notare che i cibi composti esclusivamente da lipidi, come il burro e l'olio, non contengono zucchero e pertanto non hanno alcun impatto sulla glicemia.

L'importanza di capire il valore dell'indice glicemico negli alimenti quando si vuole perdere peso è palese. Fidatevi di me: la dimostrazione la leggerete sulla bilancia!

Anche se tutto ciò può essere una novità per voi, durante la fase Detox avete già imparato a gestire i livelli glicemici senza nemmeno saperlo. Per aiutarvi a capire meglio cosa significa IG basso, medio e alto, ho comunque preparato una semplice tabella.

Indice glicemico	**Categoria**
<50	basso
tra 50 e 69	medio
>70	alto

Qual è la differenza tra indice glicemico e carico glicemico?

L'*indice glicemico* misura la velocità con cui i livelli di zucchero nel sangue (ovvero la glicemia) aumentano dopo l'assunzione di un alimento particolare. Come parametro, il glucosio ha un indice glicemico pari a 100. Gli effetti che cibi diversi hanno sui livelli di zucchero nel sangue variano in modo notevole. L'indice glicemico valuta quanto ogni grammo di carboidrati disponibili (il totale dei carboidrati meno le fibre) in un alimento aumenta il livello di zucchero nel sangue in relazione al consumo di glucosio puro.

Il *carico glicemico* (CG), teorizzato dai ricercatori della Harvard University, è più preciso perché l'indice glicemico prende in considerazione solo il contenuto di glucidi (zuccheri o carboidrati) in un alimento, mentre il CG considera il contenuto effettivo di carboidrati *utilizzabili*, comprese fibre e acqua (le fibre aiutano a diminuire l'assorbimento di carboidrati durante la digestione). Questo fornisce una misura più utile dell'impatto sui nostri livelli ematici dello zucchero, e pertanto sulla perdita di peso. Ecco perché alcuni cibi possono avere un IG alto ma un CG basso. Ne è un buon esempio l'anguria, il cui indice glicemico è pari a 75 (ovvero alto), mentre l'intero carico glicemico è di appena 5 (quindi basso).

Ecco una guida semplicissima ai livelli di carico glicemico:

Carico glicemico	**Categoria**
<10	basso
Tra 11 e 19	medio
>20	alto

Ma diamo uno sguardo alla formula che calcola il carico glicemico:

Carico glicemico = indice glicemico x grammi di glucidi in una porzione / 100

E adesso vediamo come applicare questa formula per quantificare il carico glicemico di 100 grammi di anguria o di riso bianco.

Anguria

L'indice glicemico dell'anguria è 75 e una porzione di 100 grammi contiene 6,5 grammi di glucidi. Quindi per calcolare il carico glicemico moltiplichiamo 75 x 6,5 e dividiamo per 100 (75 x 6,5/100 = 5). La risposta è 5, che dimostra come l'anguria abbia un CG basso.

Riso bianco

L'indice glicemico del riso bianco è 80 e una porzione di 100 grammi contiene 29 grammi di glucidi. Quindi, per calcolare il carico glicemico, dobbiamo moltiplicare 80 per 29 e dividere per 100 (80 x 29/100 = 23). La risposta è 23, quindi il riso bianco ha un CG alto.

Da notare che, sebbene l'anguria sia nota per l'indice glicemico alto, questo frutto ha in realtà un carico glicemico basso, mentre il riso li ha alti entrambi. Ciò significa che i diabetici possono consumare tranquillamente l'anguria, frutto che invece normalmente era loro proibito. Il carico glicemico rappresenta quindi un indicatore complesso, dato che prende in considerazione un numero maggiore di elementi rispetto all'indice glicemico.

Provate voi stesse ad applicare la formula (la risposta è in fondo alla pagina seguente):

1. Qual è il carico glicemico di un biscotto con un indice glicemico di 75 e che contiene 75 grammi di glucidi per una porzione da 100 grammi?

2. Qual è il carico glicemico di un purè di patate che ha un indice glicemico di 90 e contiene 14 grammi di glucidi per una porzione di 100 grammi?

CG e metodi di cottura

Non solo il carico glicemico prende in considerazione i diversi componenti di un alimento, ma anche il modo in cui viene cotto. In effetti, se prendiamo una comune patata, quando viene servita sotto forma di patatine fritte presenta un indice glicemico pari a 75 e un carico glicemico pari a 33 (entrambi alti), ma se viene cotta a vapore il suo IG è 65 e il CG appena 14 (entrambi medi). Perché mai questa differenza? Perché le patatine fritte hanno una maggiore concentrazione di glucidi dovuta alla perdita di acqua durante il processo di cottura.

In pratica, durante la fase Attacco ci affideremo al carico glicemico per stabilire gli alimenti da consumare. Questo vi aiuterà a perdere peso rapidamente, in modo efficiente e durevole perché comprenderete meglio l'impatto che il cibo ha sul vostro corpo. Ormai avete tutta la conoscenza necessaria per organizzare pasti sani e gustosi, che non sconvolgeranno l'equilibrio dei livelli di zucchero nel sangue.

(Risposta: Q1 = 56,25 – alto; Q2 = 13 – medio)

Guida a IG/CG degli alimenti comuni		
	IG	CG
Proteine animali		
Carne, pesce, molluschi e crostacei	0	0
Uova	0	0
Prodotti lattiero-caseari		
Burro	0	0
Formaggio (vaccino, caprino, ovino)	0	0
Yogurt alla frutta	45	5
Yogurt naturale	36	2
Frutta		
Anguria	72	4
Arancia	42	4
Avocado	10	0,1
Banana	60	12
Fragole	24	1
Kiwi	52	6
Lamponi	25	1
Mango	50	8
Mela	29	5
Melone	60	4
Papaya	58	10
Pera	44	7
Pomodoro	15	1
Uva	44	5
Frutta essiccata: albicocche/prugne	30	24
Frutta essiccata: datteri	103	71

Frutta essiccata: uva/fichi	65	38
Verdure e legumi		
Broccolo	13	1
Carota (cotta)	47	4,5
Carota (cruda)	16	1
Cavolo toscano	10	1
Chips	80	39
Fagiolini	30	1
Hummus	54	7
Legumi (ceci, lenticchie)	22	4
Ortaggi a foglia (spinaci, insalata)	15	1
Piselli (freschi)	40	4
Patate (al forno)	95	24
Patate (al vapore/bollite)	65	14
Patate (purè)	90	13
Patate dolci	50	10
Patate fritte	75	33
Cereali, farinacei e semi		
Avena per porridge	58	13
Cornflake	84	21
Cuscus	65	15
Grano saraceno	50	15
Muesli	56	10
Pane bianco	40	49
Pane integrale	40	18
Pane nero di segale	40	20
Pasta di grano duro (al dente)	45	11

Segue

Pasta integrale (al dente)	49	9
Pizza (margherita)	60	16
Quinoa	33	15
Riso basmati	50	12
Riso bianco	60	14
Riso integrale	50	12
Bevande		
Bibite gasate	63	17
Latte (scremato o intero)	27	3
Latte vegano	36	6
Succo d'arancia	52	12
Succo di mela	40	11
Dolci e dolciumi		
Biscotti (tipo frollini)	52	16
Budino di riso	56	23
Croissant senza farcitura	67	17
Marmellata	51	10
Tavoletta di cioccolato al latte	60	42
Tavoletta di cioccolato fondente	50	32
Spezie e condimenti		
Olio (oliva, vinaccioli, canola eccetera)	0	0
Ketchup	55	0
Spezie (cumino, curry, paprica eccetera)	0	0
Dolcificanti		
Miele	90	72
Sciroppo d'agave	25	18
Zucchero raffinato e integrale di canna	70	70

Perseverate

Vi consiglio caldamente di non passare all'ultima fase (Equilibrio) fino a quando non avrete eliminato il 75% del peso che volete perdere.

Per esempio, se iniziate il mio programma con 5 chili da smaltire, potrete passare alla fase successiva una volta che avrete perso 3,75 chili. Se invece il vostro obiettivo sono 20 chili, non andate alla fase Equilibrio fino a quando non ne avrete eliminati 17.

Ora, so bene quanto possa essere frustrante non riuscire a perdere più di 500 grammi o 1 chilo alla settimana quando ne avete molti da eliminare, specialmente se siete circondati da amici che dimagriscono rapidamente con diete povere e pericolose, ma ricordate che hanno un problema, e anche grande! Un'alimentazione non equilibrata significa un corpo che si vendicherà alla minima trasgressione per le tante privazioni subìte.

Quindi siate costanti e tenaci. Io sarò sempre al vostro fianco durante tutto il percorso.

Le sfide

La fase Attacco vi fornisce tutto quello che vi serve per eliminare quei chili in più: lentamente, ma con totale garanzia di successo. Se però dovete perdere più di 6 chili, potreste avere bisogno di un aiuto ulteriore. Seguite le mie sfide settimanali, qui sotto, e resterete sempre motivati e «sul pezzo», fino a quando otterrete veramente il fisico che sognate. Potete anche inventare nuove sfide o entrare a far parte dei nostri gruppi su Facebook: www.facebook.com/groups/lebootcampdiet

Ecco alcune sfide:

- Una settimana senza riso.
- Una settimana con 15.000 passi al giorno, che piova o splenda il sole.
- Una settimana con uno smoothie al giorno per colazione.
- Una settimana con 30 minuti extra di esercizi cardio al giorno.
- Una settimana a provare nuovi cereali e semi, come teff e fonio (due Graminacee africane), invece di riso, pasta e simili.
- Una settimana a provare tre nuovi sport o esercizi, come bokwa (un mix bruciagrassi che deriva dalle parole box e kwaita – una danza tradizionale africana) e zumba.
- Una settimana con quattro tazze di Sobacha (p. 90) al giorno.
- Una settimana con tre sessioni di nuoto di almeno un chilometro l'una (al ritmo che preferite, anche molto lentamente).
- Una settimana con cinque esercizi della «25ª ora», al mattino.
- Una settimana con minestre calde o fredde a ogni cena.

La mia Top Ten dei consigli per perdere peso

1. Acquisto dolci che non mi piacciono. Se, come me, siete insaziabili golosi, ovvero non riuscite a resistere alle tentazioni sparse per casa, vi serve una strategia infallibile per non cadere mai preda delle trappole che si nascondono negli armadietti di cucina.

La mia soluzione? Per quanto riguarda dolci e dessert, scelgo sapori che non mi piacciono quando li acquisto o li preparo per la mia famiglia. Il gelato? All'arancia, l'unico gusto che non mi va e che, fortunatamente, piace molto alla mia famiglia. Torte e biscotti? All'aroma di caffè, che non amo.

Arrivati a questo punto ormai sapete che adoro il cibo da gourmet e non mi farei mai sfuggire l'occasione di solleticare le papille. Ma voglio farlo seguendo le mie regole, non cadendo in trappole nascoste.

E voi? Quali sono i sapori che proprio non amate? D'ora in poi saranno loro a guidarvi negli acquisti. Certo, questo discorso vale solamente se i vostri gusti sono diversi da quelli dei vostri commensali. Se non è così, non acquistate dolci!

2. Scrivo sul mio blog. Per essere certa di mantenermi sulla «retta via» tengo due blog: uno pubblico (myblog.lebootcamp.com) e uno privato, piccolino, in cui segno il mio peso, il grasso corporeo, la circonferenza delle cosce, della vita e così via. Vi consiglio caldamente di prendere con regolarità le vostre misure: rimarrete piacevolmente sorpresi nel vedere i risultati!

Spesso mi chiedono: «Ogni quanto dovrei pesarmi?» Non esiste una regola che valga sempre: in linea di massima, durante la fase Detox vi suggerisco di farlo ogni giorno, mentre nelle altre vi consiglio di farlo ogni settimana.

Tuttavia c'è chi preferisce avere saldamente in mano le redini del proprio peso. Per queste persone (come la sottoscritta) pesarsi tutte le mattine diventa parte di una routine, proprio come lavarsi i denti o fare la doccia. E va bene così, a patto che non degeneri in un'ossessione.

3. Creo un album fotografico del dimagrimento. Scattatevi delle fotografie! Questa strategia farà miracoli se dovete perdere molti chili. Per rendere questa esperienza il più positiva possibile vi consiglio di scattarvi una foto a settimana, nello stesso luogo e con gli stessi vestiti. Alla fine del vostro viaggio potrete organizzare una sorprendente sequenza di scatti che documentano i cambiamenti della vostra figura nel tempo.

Ricordatevi di scattare sempre fotografie da angolazioni differenti (di profilo, di fronte, da dietro; zoom su determinate zone problematiche) in modo da poter apprezzare i fantastici risultati alla fine del percorso.

4. Faccio esercizio fisico senza sforzo grazie ai miei esercizi della «25ª ora» (*vedi* pp. 58-63).

5. Uso la menta per soffocare l'appetito. Un consiglio assolutamente empirico, che deriva dalla mia esperienza personale e che ho condiviso con numerosi BootCampisti nel corso degli anni: masticate del chewing-gum alla menta alla fine di ogni pasto, o lavatevi i denti con un dentifricio alla menta. Resterete sorpresi nel vedere come quella fetta di torta o quel biscotto non vi attireranno più.

Se dovete andare a una festa o a una cerimonia con un buffet tentatore, arrivate masticando (discretamente) chewing-gum alla menta, così da passare i primi minuti a gustare il vostro chewing-gum invece di fiondarvi su quella invitante parata di ricchi piatti. Studi empirici hanno dimostrato che questo consiglio vi permette di diminuire l'appetito del 25%. E ricordatevi di scegliere chewing-gum che non contengono dolcificanti dannosi (*vedi* pp. 37-43).

6. Mi regalo un bel gioiello quando riesco a perdere peso. Vi piacciono i gioielli? Se la risposta è «Sì», allora regalatevi un braccialetto, una collana, un anello, un paio di orecchini o anche solo una fascetta da legarvi al polso. Non deve necessariamente essere un acquisto costoso, e potrebbe anche essere fatto in casa o comperato al mercato. Lo scopo è avere un grazioso promemoria che vi ricordi per tutto il giorno l'obiettivo raggiunto.

Se poi avete bisogno di uno stimolo maggiore, scegliete un braccialetto con diversi ciondoli attaccati, che tintinnino quando vi muovete. Grazie a questo suono rimarrete sempre con lo sguardo focalizzato sulla vostra meta: un corpo fantastico!

7. Miro a stringere di un buco la mia cintura. Scrivete all'interno della cintura: VOGLIO RAGGIUNGERE QUESTO BUCO, indicando quale con una piccola freccia. Ovviamente nessun altro vedrà questa frase motivazionale, tranne voi stessi. Ricordatevi di farlo anche per il buco successivo, e per quello successivo ancora... fino a quando raggiungerete il girovita che sognate.

8. Concludo il pasto con il tè. Se, come me, amate terminare il pasto con una nota dolce, un quadratino di cioccolato o due cucchiaiate del dessert del vostro partner (la mia soluzione preferita!) sono lo stratagemma migliore.

Il problema, purtroppo, è che solo raramente riusciamo a fermarci a quelle due cucchiaiate, perché poi veniamo prese dalla tentazione di finire tutto il dessert, di raccogliere anche le briciole di dolce lasciate dai bambini e così via. Così, senza accorgercene, ci ritroviamo a consumare più di 200 calorie extra. Vi ricordo che per accumulare 500 grammi di grasso vi servono circa 3500 calorie in eccesso, e quindi a un ritmo di 200 calorie al giorno, ci vorrebbero poco più di 17 giorni. Spaventoso, non trovate?

Una bella tazza di tè è il mio segnale che il pasto è finito. E per aiutarmi a mantenere la pancia piatta, di solito preferisco un infuso di menta fresca (senza l'aggiunta di tè verde o nero, e senza latte), che riduce il gonfiore.

9. Metto la mia foto sul frigorifero. Leggo spesso sui giornali femminili il consiglio di attaccare alla porta del frigorifero la foto di una donna obesa per esorcizzare la tentazione di aprire e abbuffarsi. Personalmente la penso all'opposto: vedere costantemente una persona in sovrappeso (voi o qualcun altro) vi suggestionerà a pensare che si tratta del vostro obiettivo.

Ecco perché preferisco fare e suggerirvi il contrario: trovate una vostra foto di quando avevate il fisico che sognate di riavere, oppure scegliete una persona famosa o sconosciuta con un corpo sano e in perfetta forma. Poi incollate un ritaglio del vostro viso su quel corpo e fissate il risultato al frigorifero. Ogni volta che lo guarderete vi ritroverete a dirvi: «Voglio anch'io essere così! Posso farcela!» oppure: «E se andassi a camminare per 30 minuti?»

☞ Per favore, come memorandum non scegliete una persona dall'aspetto malato, tutta pelle e ossa. Il vostro primo obiettivo dovrebbe essere quello di avere il corpo più sano alla *vostra* portata – non vi sto affatto consigliando di cercare di trasformarvi in qualcun altro!

10. Non aspetto mai l'ascensore. L'Università del South Carolina Aiken ha svolto uno studio curioso sul fatto che, calcolando il tempo di attesa di un ascensore, prendendo le scale si guadagnerebbero in media 20 secondi. (In questo studio, le scale erano visibili dalla zona dell'ascensore.)

Questa divertente scoperta porta a un'unica conclusione: se fate le scale a piedi risparmiate tempo, tonificate le cosce, modellate i polpacci e assottigliate le caviglie. Quelle magnifiche «gambe da gazzella» sono alla vostra portata!

Cellulite e perdita del peso

ORA che abbiamo analizzato la parte dedicata all'alimentazione nella fase Attacco, è venuto il momento di affrontare un progetto molto importante: debellare la cellulite!

Liberarsi di quanta più cellulite possibile è uno step fondamentale del nostro programma dimagrante. Che senso ha risultare molto magre in bikini se il corpo è molle come una gelatina? Insieme, voi e io, seguiremo un triplice approccio: eliminare il peso in eccesso, tonificare i muscoli e migliorare la pelle.

Che cos'è la cellulite?

Una definizione medica della cellulite (detta anche lipodistrofia o panniculopatia edemato-fibrosclerotica) è: «erniazione di grasso sottocutaneo all'interno del tessuto connettivo fibroso, che si manifesta nella pelle con incavi e noduli, spesso nella regione pelvica (in modo specifico le natiche), negli arti inferiori e nella regione addominale».

In parole semplici, la cellulite è caratterizzata da agglomerati di cellule adipose sotto la pelle, che appare «a buccia d'arancia».

Avrete sicuramente notato che la maggior parte delle volte la cellulite è un problema femminile. In effetti, il 98% delle donne ne soffre, rispetto ad appena il 2% degli uomini. Una situazione del tutto normale, dato che la sua causa è collegata agli estrogeni, gli ormoni femminili. In una donna, la cellulite è in genere localizzata nella parte inferiore del corpo: i fianchi, le cosce e l'addome.

La cellulite può essere dovuta a fattori ormonali (ritenzione idrica causata da una iperproduzione di estrogeni, come quella che si può verificare in menopausa), fattori genetici (circolazione sanguigna rallentata, dimensione delle cellule adipose) e, cosa molto importante, stile di vita. È stato dimostrato che il cosiddetto effetto yo-yo nelle diete aggrava la cellulite, così come uno stile di vita molto stressante perché potrebbe provocare un incremento del livello di catecolammine, i neurotrasmettitori associati all'accumulo di cellulite.

La buona notizia è che determinati regimi dietetici possono abbassare il livello di queste sostanze chimiche, e una diminuzione nella quantità di grasso corporeo implica automaticamente un miglioramento nell'aspetto delle zone colpite da cellulite. L'ideale è un'alimentazione che elimina picchi e abbassamenti improvvisi nei livelli della glicemia, ovvero con un carico glicemico basso.

Perché parliamo di cellulite? Perché un'alimentazione con un apporto elevato di grassi e zuccheri provoca la formazione di depositi nelle cellule di grasso (adipociti). A mano a mano che passa il tempo, le dimensioni degli adipociti aumentano, cosa che a sua volta provoca un ispessimento dell'ipoderma (lo strato sotto l'epidermide). A un incremento dei lipidi in surplus (conservati sotto forma di trigliceridi) si collega un aumento nel volume degli adipociti, che si riempiono di grasso gonfiandosi anche di cinquanta volte rispetto alle loro dimensioni originarie. Impressionante, non trovate?

Tutto ciò porta a una compressione della circolazione sanguigna e linfatica e a un insufficiente drenaggio di acqua e tossine dal corpo. Questo accumulo di scorie e sostanze di scarto provoca a sua volta un raggruppamento delle cellule adipose che conferisce alla pelle un aspetto irregolare, appunto a buccia d'arancia. Si tratta di un circolo vizioso che potete interrompere solo voi!

Anche la mancanza di attività fisica rallenta il flusso sanguigno e di conseguenza il drenaggio delle tossine. Oltretutto, la mancanza di esercizio influisce anche sul tono muscolare, rendendo più visibile la cellulite. Per questo motivo una donna in sovrappeso che segue un'alimentazione equilibrata e un'attività fisica regolare, anche se blanda, avrà probabilmente meno cellulite di una più magra che non fa movimento e mangia in modo disordinato.

Ebbene, ora sapete che è essenziale fare movimento quotidianamente – senza la necessità di sudare per ore, ma con regolarità e costanza. Più avanti rivedremo insieme il piano fitness e prenderemo in considerazione una serie di esercizi che vi aiuterà a concentrarvi sulle zone più problematiche del corpo e a enfatizzare i risultati.

Come liberarsi della cellulite?

- **Alimentazione:** riducete calorie, grassi e zuccheri. Cosa fondamentale, organizzatevi con una serie di menu a basso carico glicemico, in modo che il vostro organismo accumuli meno grasso. In breve, seguite la dieta LeBootCamp!
- **Movimento:** l'ideale è fare attività di resistenza, come camminare, nuotare o andare in bicicletta. Ancor meglio, nuotare in acque libere vi aiuterà a massaggiare cosce e fianchi più di un massaggio regolare.
- **Massaggi:** il massaggio manuale (stimolazione dei tessuti, drenaggio linfatico e massaggi con rulli motorizzati) o quello meccanico con contrazioni, come Cellu M6® e VelaShape®

(disponibili anche in Italia in centri specializzati), sono molto efficaci, ma ovviamente non possono sostituire uno stile di vita sano. Uno dei metodi più efficaci per migliorare l'aspetto della cellulite è il *dry-brushing*: prima della doccia, strofinate la pelle con un guanto di luffa utilizzando ampi movimenti circolari verso il cuore. In questo modo si attiverà la circolazione e si stimolerà il drenaggio delle tossine.

- **Interventi chirurgici e cosmetici:** mesoterapia e iniezioni di proteine della soia sono molto popolari in Francia e negli Stati Uniti, ma meno diffuse in Italia. Alcune cliniche svolgono queste procedure usando prodotti che non sono stati adeguatamente testati, e in alcuni casi sono state riscontrate conseguenze molto gravi, come la necrosi, ovvero la morte, dei tessuti. Quindi, per prima cosa concentratevi sui vostri compiti a casa! Per quanto riguarda la liposuzione, ricordate che mentre elimina il grasso in eccesso, non necessariamente rimodella la cellulite.

Piano di attacco anticellulite

Dato che ormai sappiamo pressoché tutto quanto c'è da sapere sulla cellulite, andiamo avanti e cerchiamo di attaccare quegli orrendi grumi su pancia, sedere, cosce e fianchi con due metodi principali: una camminata di 30 minuti a stomaco vuoto e un programma di esercizi mirato a questa zona problematica.

Camminata di mezz'ora a stomaco vuoto

A partire da oggi, il vostro primo obiettivo diventa camminare almeno mezz'ora a stomaco vuoto, ogni mattina. Quando dico «a stomaco vuoto», intendo senza alimenti solidi, non liquidi. Prima di uscire, bevete dunque il vostro succo di limone con acqua a temperatura ambiente, seguito dal Sobacha (p. 90) come per la fase Detox. Se proprio non riuscite a camminare 30 minuti a stomaco vuoto di mattina (c'è troppo freddo, troppo buio o abitate in una zona poco sicura; non avete tempo; siete in aereo...) allora scegliete un altro momento della giornata, per esempio prima del pranzo, dello spuntino pomeridiano o della cena – basta che siano passate quattro ore dall'ultimo pasto. Sono certa che troverete il tempo!

L'ideale sarebbe aggiungere altri 30 minuti di camminata per raggiungere lo standard sacrosanto di 10.000 passi al giorno (è questo il numero su cui concordano medici e professionisti della salute in tutto il mondo, anche se io preferisco andare ancora oltre e punto agli 11.000). Esistono molte app per il cellulare, gratuite, che funzionano da pedometro.

Per aumentare il numero di passi, inserite altre sessioni da 15 minuti nel corso della giornata, per esempio facendo a piedi dalla stazione della metropolitana al posto di lavoro o alla scuola e così via.

Perché a stomaco vuoto?

Diversi studi medici (come quelli eseguiti all'Hôpital Lariboisière, a Parigi, nel 2002 e alla Kansas State University nel 1995) hanno dimostrato che si può perdere peso in modo efficace quando si fanno esercizi a stomaco vuoto semplicemente perché, per produrre l'energia necessaria a contrarre i muscoli, si utilizza il grasso accumulato. Questi studi dimostrano che anche se bruciate le stesse calorie per lo stesso periodo di tempo nelle due situazioni, quando fate esercizio a stomaco vuoto utilizzate il 67% di grasso, altrimenti la percentuale scende al 50.

Se l'esercizio viene svolto a stomaco vuoto i livelli di zucchero nel sangue si mantengono stabili ricavando energia dai depositi di grasso diffusi in tutto il corpo (per esempio, dai cuscinetti sulle cosce), dato che il principale deposito di grasso nel fegato è stato utilizzato durante la notte per far sì che gli organi siano nutriti in modo adeguato e venga mantenuto un livello glicemico stabile. Questo processo viene ottimizzato nel momento in cui eseguite un esercizio moderato a stomaco vuoto per un tempo limitato.

Camminare: un modo fantastico per perdere peso

- Camminando impegnate tutti i gruppi muscolari. Durante l'attività contraete gli addominali per coinvolgere la zona della cintura, proteggere la schiena e tonificare l'addome.
- Una camminata regolare migliorerà notevolmente la salute cardiovascolare e la capacità respiratoria.
- Camminare non sollecita le giunture.
- L'equilibrio naturale delle braccia permette alla parte superiore del corpo di rilassarsi e ai polmoni di respirare meglio, dato che non c'è pressione sul torace.
- Camminare aiuta a incrementare la densità ossea.
- Camminare brucia da 200 a 320 calorie all'ora.
- Se avete un parco nelle vicinanze, una camminata al mattino è un'opportunità meravigliosa per immettere aria fresca nei polmoni, meditare all'aperto e riempire la mente di pensieri positivi.
- Camminare non costa nulla e richiede un equipaggiamento minimo.

Se il tempo non è adatto, se fa ancora buio, non vi sentite sicure o semplicemente non vi piace camminare, potete fare 30 minuti di cyclette o andare a nuotare per 30 minuti, o praticare qualsiasi altro sport, a patto che non sia troppo intenso. Scegliete l'attività che vi piace di più e che svolgerete più probabilmente con costanza.

☞ Gli effetti positivi dell'esercizio a stomaco vuoto sono stati scientificamente dimostrati, però la pratica di qualsiasi routine di fitness in tali condizioni può avere effetti negativi se prosegue oltre i 30 minuti oppure se è troppo intensa. Dato che le riserve di zucchero sono limitate, in questi casi l'unica conseguenza sarà quella di aumentare il livello di tossine nell'organismo.

In effetti, in mancanza di glucosio le cellule nervose ricorreranno a una fonte sostitutiva di energia, i corpi chetonici, derivati dal metabolismo degli acidi grassi (lipidi). Se presenti in grandi quantità, i corpi chetonici diventano scorie tossiche per il nostro organismo, e possono provocare problemi renali o diminuire le capacità di recupero. Eviteremo tutti questi problemi limitandoci a una piacevole camminata mattutina.

Programma mirato alle zone problematiche

È dimostrato che attività regolari di fitness, come andare in bicicletta o fare cross-training su una macchina ellittica, unite a esercizi di forza, o nuoto e ballo, vi aiuteranno a tonificarvi. Ma è solo attraverso esercizi mirati a combattere flaccidità e cellulite zona per zona (insieme a un'alimentazione equilibrata e una regolare camminata quotidiana) che otterrete il corpo sognato – e quello che vi meritate.

Insieme ci sbarazzeremo di quegli addominali senza tono, del sedere floscio, delle cosce cellulitiche. Cercate di fare almeno 2 o 3 di questi esercizi ogni giorno, come minimo.

Tonifichiamo la pancia

Per le donne, un addome troppo muscoloso – dove si riconoscano sei o otto fasci muscolari, tanto per intenderci – non è sempre affascinante, ma non lo è nemmeno il rotolino molliccio che sborda dai jeans. Se siete donne, quindi, cercheremo di trovare il giusto equilibrio svolgendo esercizi di fitness semplici ma molto efficaci, e *re-go-lar-men-te*! Vedrete sicuramente i risultati, a condizione che al contempo perdiate anche peso: perché i vostri sforzi siano per davvero visibili, il grasso corporeo deve scendere sotto il 25% (potete utilizzare una bilancia impedenziometrica, che misura la massa di grasso, o un monitor portatile per la misurazione del grasso corporeo, entrambi strumenti ormai abbordabili e disponibili on-line, nei negozi specializzati o presso alcune palestre).

Perché l'addome sia tonico e sexy dovete concentrarvi su questi muscoli:

- **Muscolo traverso:** è invisibile, dato che è sotto il retto addominale (quello che vi garantisce la cosiddetta «tartaruga»), e ha lo scopo di sostenere gli organi interni. È il muscolo su cui preferisco lavorare perché è il più facile.
- **Retto addominale:** il muscolo più visibile.
- **Obliqui:** questi muscoli laterali aiutano a definire la fascia centrale, o cintura addominale. Tutti gli esercizi per gli addominali laterali o obliqui, o qualsiasi esercizio che richieda la torsione del tronco, sollecitano i muscoli obliqui.

Passaporta

Abbiamo già presentato questo esercizio della «25ª ora» nella fase Detox (p. 61). Si tratta semplicemente di contrarre gli addominali ogni volta che passate da una porta o sentite suonare il cellulare. Non si suda, e il risultato è assicurato!

Plank

Questo esercizio, detto anche «stabilizzazioni frontali», ma più frequentemente chiamato con il nome americano, è rapido, rafforza la cintura addominale (per aiutarvi a prevenire problemi alla schiena), tonifica addominali profondi (per una pancia piatta), bicipiti e tricipiti e stabilizza il corpo intero. Fatelo durante le

Evitate il crunch

Contrariamente a quanto si pensa di solito, i muscoli addominali sono tra i più facili da tonificare e non richiedono una sessione di esercizi mirata: bastano 10 minuti al giorno, anche meno se avete poco tempo. E soprattutto evitate lunghe sessioni di esercizi ad addominali e glutei che troppo spesso si basano sul micidiale crunch, dove si spingono gli organi riproduttivi verso il basso. Inutile dirlo, non è sicuramente un esercizio salutare per le donne. Un numero sempre maggiore di ginecologi urla: «Fermate il massacro!» Be', hanno ottimi motivi, perché notano casi sempre più numerosi di prolasso nelle donne che hanno effettuato troppi esercizi sbagliati per gli addominali. Quindi dobbiamo raggiungere sì un corpo tonico, ma lentamente e nel modo più corretto.

pause pubblicitarie alla TV, utilizzando un materassino fitness o il tappeto di casa, in modo da non battere le braccia contro una superficie dura.

1. Mettetevi sdraiati pancia in giù, appoggiate ai gomiti e con le mani unite.
2. Tendete le gambe e sollevate il corpo in modo che sia parallelo al pavimento, sostenendovi con i gomiti e la pianta dei piedi. Fissate il pavimento tenendo il collo e la testa in linea retta e contraendo gli addominali per mantenere la schiena diritta. Fate attenzione a non inarcare troppo la schiena: è questo infatti l'errore più comune che viene fatto quando si ha voglia di terminare l'esercizio.
3. Mantenete la posizione per 15 secondi, poi rilassatevi e ripetetela di nuovo per altri 15 secondi.

Livello iniziale: 2 sequenze; 1 minuto e 30 secondi di riposo tra le sequenze.

Livello intermedio: 3 sequenze; 1 minuto di riposo tra le sequenze.

Livello avanzato: 4 sequenze; 45 secondi di riposo tra le sequenze.

Boxeur

È l'esercizio che preferisco in assoluto per gli obliqui. È molto semplice e non richiede alcun equipaggiamento specifico.

1. Rimanendo in piedi diritte, con le gambe alla stessa larghezza delle anche e leggermente flesse, mantenete la schiena diritta e gli addominali contratti.
2. Proprio come un boxeur, tirate pugni incrociati: il pugno destro viene slanciato verso sinistra, e il pugno sinistro verso destra. Fate movimenti rapidi e tenete i fianchi ben fissi, ancorati. Non dovreste muovere né le anche né le gambe; l'unico movimento viene svolto dalla fascia centrale, e ben presto sentirete quanto i muscoli obliqui vengono sollecitati dall'esercizio.

Livello iniziale: 2 sequenze; 15 pugni per lato.
Livello intermedio: 3 sequenze; 20 pugni per lato.
Livello avanzato: 4 sequenze; 30 pugni per lato.

☞ Nulla vieta (tranne forse il vicino di casa) di urlare a ogni pugno sferrato per liberare meglio l'energia negativa. Se usate un punching bag potrete colpirlo con il massimo della forza, senza trattenervi, e vi ritroverete con i muscoli tonici ancor più rapidamente.

Modelliamo il sedere

È raro sentire una donna che si lamenta perché ha le natiche troppo piccole! Il problema è in genere la flaccidità, e questo significa che i muscoli dei glutei hanno bisogno di essere tonificati. Ancora una volta ho in serbo per voi alcuni esercizi facili facili per regalarvi un posteriore sexy, sodo e ben modellato in pochissimo tempo.

Ormai dovreste avere acquisito l'abitudine di fare alcuni esercizi della «25ª ora», come Contrazione permanente (p. 60) o Glutei d'acciaio (p. 62), tutte le volte che potete. Per modellare ancor meglio il sedere vi introdurrò ora agli Affondi. Questo esercizio killer coinvolge tutti e tre i muscoli dei glutei:

- **Grande gluteo:** se state cercando un muscolo specifico da incolpare per il sedere floscio, l'avete trovato! Localizzato dietro la pelvi, è il muscolo che dà alle natiche la loro forma rotonda, quindi ci lavoreremo con una frequenza giornaliera.
- **Medio gluteo:** si trova sul lato della pelvi. È un muscolo molto importante perché definisce la parte superiore delle natiche. È noto anche come adduttore della coscia in quanto aiuta a stabilizzare il bacino quando rimaniamo in piedi su una gamba sola.
- **Piccolo gluteo:** è nascosto dietro il medio gluteo, a livello dell'anca. Verrà sollecitato tutte le volte che lavorerete sugli altri due muscoli dei glutei.

Affondi

1. Rimanendo diritte, con i piedi leggermente divaricati e le mani sui fianchi, contraete i muscoli della cintura addominale per stabilizzare la spina dorsale.

Come perdere 5 chili in 30 secondi

Spesso adotto quella che io chiamo «la posa Paris Hilton». Guardatela nelle foto: si mette sempre nella stessa posizione di traverso, con le mani sulla vita, la pancia contratta e il petto in fuori. Anche senza avere la stessa figura di Paris, questo è uno dei metodi per ingannare l'obiettivo che tutte noi possiamo usare. Se, per esempio, sapete di avere dei cuscinetti sui fianchi, metteteci sopra una mano dal lato che viene fotografato. In questo modo «cancellerete» il rotolino da questa zona problematica. Esercitatevi davanti allo specchio, e in pochissimo tempo interpreterete alla perfezione questa posa da celebrity!

Un altro consiglio, se vi aspetta qualche foto in bikini, è applicare un autoabbronzante sulla pelle: vi farà sembrare più magre e più toniche.

2. Fate un passo avanti con il piede destro, sollevando solo il tallone sinistro per permettervi di avanzare il più possibile.
3. Mentre vi spostate nella posizione di affondo, create un angolo di 45° con il ginocchio destro. Concentratevi sul movimento verso il basso delle anche, controllando che il ginocchio sia mantenuto proprio sopra la caviglia, puntato nella stessa direzione delle dita del piede per evitare lesioni.
4. Durante il movimento piegatevi leggermente in avanti all'altezza dei fianchi, ma tenete la schiena diritta.
5. Per tornare alla posizione di partenza, spingete con decisione con il piede e la gamba anteriori, attivando cosce e glutei.

Livello iniziale: 3 sequenze di 10 ripetizioni per lato.
Livello intermedio: 4 sequenze di 20 ripetizioni per lato.
Livello avanzato: 5 sequenze di 30 ripetizioni per lato.

☞ Potete rendere l'esercizio più impegnativo, e ottenere risultati migliori, tenendo in mano un manubrio o un bilanciere.

Sollevamento del bacino

Questo esercizio tonifica tutti i muscoli dei glutei. Lo faccio in casa, con una sedia molto pesante, o al parco, con una panchina, quando porto fuori il cane.

Potete usare al posto della sedia anche una sponda del letto o il bordo del divano.

1. Sdraiatevi supine, con la schiena appoggiata al suolo e il sedere sollevato contro le gambe anteriori della sedia. Mettete la gamba destra sul sedile. Afferrate le gambe anteriori della sedia con le mani per mantenere l'equilibrio e l'allineamento.
2. Tenendo la schiena ben diritta, sollevate la gamba sinistra verso il soffitto (con il piede flesso) alzando anche il bacino. Dovreste sentire una contrazione proprio sotto i glutei: è l'effetto che tonificherà e definirà la parte.
3. Riportate il corpo in posizione di partenza e cambiate lato.

Livello iniziale: 3 sequenze di 25 ripetizioni per lato, 1 minuto e 30 secondi di riposo tra le sequenze.

Livello intermedio: 4 sequenze di 35 ripetizioni per lato, 1 minuto di riposo tra le sequenze.

Livello avanzato: 5 sequenze di 50 ripetizioni per lato, 45 secondi di riposo tra le sequenze.

☞ Respirate! Espirate quando sollevate la gamba raddrizzandola e inspirate quando la riportate a terra.

Rassodiamo le gambe

Se già state seguendo il mio programma, e quindi mangiate ormai in modo corretto e fate attività fisica per 30 minuti al giorno, le vostre cosce dovrebbero essere più snelle rispetto all'inizio. Adesso dobbiamo semplicemente tonificare e definire quei muscoli che prima erano nascosti sotto uno strato di grasso e avrete gambe da gazzella!

Non ci preoccuperemo dei polpacci perché già li tonifichiamo con le nostre attività quotidiane, e in ogni caso il nostro obiettivo è di renderli più sottili, non più grossi e muscolosi.

Per tonificare le cosce in modo uniforme, dobbiamo concentrarci su tre zone:

- **Adduttori:** l'interno coscia.
- **Abduttori:** l'esterno coscia.
- **Quadricipiti:** il gruppo di quattro muscoli sopra le cosce.

Tutti questi esercizi possono essere eseguiti tranquillamente in casa.

Schiaccianoci

È un esercizio molto efficace per tonificare gli adduttori, ovvero l'interno delle cosce.

- Usando un materassino fitness, un telo da bagno o un tappeto, mettetevi in posizione comoda sul fianco destro.
- Sostenendovi con le braccia, piegate la gamba sinistra sulla gamba destra distesa.
- Ora sollevate la gamba destra come se voleste schiacciare qualcosa tra le gambe. Sollevate la gamba lentamente, in modo da sentire nettamente la contrazione del muscolo nella parte interna della coscia.
- Mantenete questa contrazione per un momento al massimo, poi abbassate la gamba nella posizione di partenza.

Livello iniziale: 3 sequenze di 15 ripetizioni per lato.

Livello intermedio: 5 sequenze di 15 ripetizioni per lato.

Livello avanzato: 5 sequenze di 15 ripetizioni per lato. Aggiungete dei pesi piccoli alle caviglie (iniziate con 500 grammi, poi passate a 1 chilo, e quindi a 2 chili) per rendere più impegnativo il movimento e lavorare con più intensità sui muscoli.

Gambe da gazzella

Ecco un esercizio fantastico per liberarsi delle zavorre intorno alle cosce, tonificando gli abduttori.

- Usando un materassino fitness, un telo da bagno o un tappeto, mettetevi in posizione comoda sul fianco destro. Tenete ben ferma la cintura addominale e non inarcate la schiena.
- Sostenendovi con le braccia, e mantenendo la parte superiore del corpo dritta, sollevate leggermente la gamba sinistra con un movimento molto controllato. Tenete il piede ben teso come una ballerina, o flettetelo per lavorare sui muscoli in modo diverso.
- Abbassate la gamba, conservando sempre il massimo controllo dei movimenti.

☞ Chiudete gli occhi durante l'esercizio, in modo da concentrarvi sulle sensazioni date dal muscolo che sta lavorando e stabilire una connessione tra corpo e cervello: è il sistema migliore per sollecitare pienamente i muscoli. Potete ripetere l'esercizio anche davanti a uno specchio per controllare che la posizione sia perfetta.

Livello iniziale: 3 sequenze di 25 ripetizioni per lato.
Livello intermedio: 4 sequenze di 35 ripetizioni per lato.
Livello avanzato: 5 sequenze di 50 ripetizioni per lato con pesi da 500 grammi alle caviglie, poi passate a 1 chilo, e poi a 2.

I quadricipiti, ovvero il gruppo di quattro muscoli posto alla sommità delle cosce, è ancor più facile da rendere tonico rispetto a adduttori e abduttori. Ma dovreste saperlo di già, quanto visto che avrete sicuramente inserito nella vostra routine quotidiana l'esercizio della «25ª ora» Accovacciarsi in bagno (p. 59). Eccovi allora un altro esercizio della «25ª ora» – il mio preferito – per tonificare le cosce.

La sedia invisibile

Ripetete questo esercizio mentre aspettate che l'acqua nel bollitore si scaldi, quando siete in ascensore, oppure mettendovi con una fitball contro la parete.

- Appiattite la schiena contro il muro, tenendo i piedi alla stessa larghezza delle spalle – all'incirca 30-40 cm. I talloni dovrebbero essere a 30-40 cm dalla parete.
- Scivolate lungo la parete fino a quando sembrerete sedute su

una sedia. Le gambe dovrebbero essere a un angolo di 90°. Controllate che la schiena sia piatta e che le ginocchia non superino le dita dei piedi: altrimenti potreste creare una pressione inutile sulle giunture delle ginocchia.
- Mantenete la posizione il più a lungo possibile (da 30 secondi a 2 minuti, o fino a quando il bollitore fischia oppure le porte dell'ascensore si aprono), poi tiratevi su e ripetete l'esercizio.

Stallo e benchmark

Come vi ho accennato nell'Introduzione, anch'io ho avuto problemi di peso in un passato lontano (be', non così lontano). Una dieta dopo l'altra, c'era sempre qualcosa che mi faceva impazzire: lo stallo. Di sicuro anche voi avrete provato la stessa cosa.

Sono settimane che vi impegnate, sudando in palestra, imponendovi razioni rigorose e sacrificando la vita sociale, ma siete arrivati al punto in cui l'ago della bilancia non mostra alcun segno di volersi muovere nella direzione giusta. Accidenti, ma allora a cosa servono tutti questi sforzi? Tanto varrebbe mangiare quella meravigliosa, gigantesca pizza fumante o l'intero barattolo di gelato. Vi sentite tremendamente frustrati e chiedete vendetta, giusto?

Questa situazione si verifica per un motivo ben preciso: vi hanno ingannato facendovi credere che il peso sarebbe via via sceso semplicemente seguendo il programma alla lettera. Poi, quando avete capito che tutto il vostro duro lavoro non sarebbe servito oltre, probabilmente siete andati su internet a consultare blog e forum, solo per sentirvi dire che non state seguendo la dieta in modo corretto. Che rabbia! E logicamente vi siete pure arrovellati per cercare di scoprire dove avete sbagliato.

Ma allora perché tutta questa confusione? Perché oltre a prendervi in giro con immagini di persone che hanno seguito la dieta con successo, vi passano il seguente messaggio: «Perderete 1 chilo alla settimana». Vi hanno indotto a considerare la perdita di peso come una curva stabile. Ne avete ricavato la convinzione che *dovete* perdere peso ogni settimana, altrimenti significa che siete entrate in una fase di stallo, e non è accettabile.

Ebbene, siete state ingannati! Anni e anni di esperienza, seguendo migliaia di persone di tutte le età e tutte le taglie, mi hanno spinto ad accettare le fasi di stallo. Anzi, addirittura ad accoglierle con piacere, a cercarle persino. Ho scoperto cosa sono effettivamente, ovvero nuovi punti di riferimento di straordinaria utilità. L'insieme di questi nuovi parametri costituisce il *benchmarking* e ogni fase di stallo è definita *benchmark*.

Cos'è una fase di stallo?

Nel caso di una dieta, la fase di stallo o di stagnazione indica il momento, nel percorso di dimagrimento, in cui si smette di perdere peso anche se si segue ancora un regime alimentare sano e si pratica regolarmente un'attività fisica.

Perché si verifica?

- Avete ridotto l'assunzione di calorie. Dato che l'organismo richiede energia per poter funzionare, libera i suoi depositi di glicogeno (il grasso contenuto nel fegato e nei muscoli). Poiché il glicogeno si lega all'acqua, quando viene bruciato dal corpo per produrre energia rilascia una quantità notevole di acqua. Questa situazione porta a una rapida perdita di peso.
- Felici e soddisfatti per il risultato raggiunto, potreste aver iniziato a non seguire più la vostra dieta con lo stesso scrupolo degli inizi. Potreste anche aver diminuito l'attività fisica.

- Dato che la massa muscolare complessiva è diminuita (ricordate, il glicogeno viene immagazzinato nei muscoli), il metabolismo è rallentato.
- Poiché mangiate di meno, il metabolismo è rallentato ancora di più per immagazzinare più energia. Giunti a questo punto, bruciate esattamente quello che mangiate e quindi vi ritrovate in una fase di stallo.

Alcuni – talmente pochi da dover essere considerati l'eccezione alla regola – non incappano mai nella fase di stagnazione e per loro il dimagrimento segue un percorso lineare.

La mia propensione ad accettare i momenti di stallo come inevitabili mi ha condotto alla teoria del benchmark.

Il benchmark

Il significato originale del termine è «misura utilizzata per giudicare il livello di qualcosa», ovvero un parametro di riferimento. Partendo dal concetto in generale, ho collegato il benchmark alla perdita di peso.

Prenderemo il vostro peso raggiunto e mantenuto nella fase di stagnazione e lo utilizzeremo come benchmark, o termine di confronto. Poi lavoreremo su questo dato per ingannare la vostra mente inducendola a pensare che questo sia il vostro nuovo peso, il più alto mai raggiunto.

Acquisire questa consapevolezza richiede del lavoro da parte vostra. Dovete capire che, se ci sono voluti anni per prendere 10 chili, o addirittura più di 50, è logico che il vostro corpo abbia bisogno di tempo per abituarsi di nuovo a essere più leggero, mentre gradualmente dimagrite.

Accettate allora la fase di stallo dicendovi: «Se il mio corpo ha intenzione di resistere ora, lo fa perché ho scoperto cosa gli dà fastidio». Effettivamente, il corpo e la mente stanno resistendo al cambiamento, ma tutti noi sappiamo che il cambiamento è benvenuto quando si tratta di salute, benessere e felicità. E quando entrate in questa fase dovete congratularvi con voi stessi perché avete scoperto il punto debole del vostro organismo.

Ricordatevi che il corpo non è una macchina ma un organismo pieno di grazia, elegante e molto delicato, che potrebbe anche non rispondere come un automa quando viene sollecitato. Ecco perché il dimagrimento non segue sempre una linea retta.

Quanto dovrebbe durare una fase di stallo

Basandomi sulla mia esperienza empirica, ogni fase di stallo dovrebbe durare in settimane un quarto di quello che avete perso in peso. Facciamo qualche esempio:

- Se avete perso 4 chili prima di entrare nella fase di stallo, rimarrete con questo peso per una settimana prima di passare alla fase Booster.
- Se avete perso 10 chili prima del benchmark, conserverete questo peso per due settimane e mezzo prima di iniziare la fase Booster.

Ovviamente non sto dicendo che dovreste mangiare di più per mantenere il vostro peso nella fase di stallo! Se il vostro dimagrimento è progressivo continuate così, seguite sempre il programma e i menu della fase Attacco, e quando avrete smaltito il 75% dei chili che vorreste perdere, passate alla fase Equilibrio.

La mia teoria del benchmark si applica a coloro che non riescono a passare al livello successivo di perdita del peso e, ovviamente, a chi deve perdere più di 2 chiletti.

Per stabilizzare il peso durante il benchmark continuate a seguire i programmi alimentare e di fitness della fase Attacco (*vedi* «Le regole della fase Attacco», p. 123), facendo in modo di dormire per un numero adeguato di ore e di gestire lo stress.

Benchmark – test di controllo

Se è vero che dobbiamo apprezzare il processo di benchmark per quello che fa alla nostra mente e al nostro corpo, dobbiamo anche controllare che non sia dovuto a un nostro impegno carente. Prendetevi quindi un momento per dare un'occhiata a quello che state facendo e rispondete alle seguenti domande (la risposta corretta dovrebbe essere sempre «sì», ma voi non barate):

Alimentazione da gourmet		
Faccio regolarmente una GTD alla settimana?	Sì	No
Seguo i menu della fase Attacco?	Sì	No
Le mie porzioni sono sempre uguali?	Sì	No
Ho controllato di non avere messo il mio corpo in «fase di resistenza» mangiando troppo poco in passato (prima di iniziare la dieta LeBootCamp)?	Sì	No
Fitness facile		
Faccio i miei 30 minuti al giorno di camminata a stomaco vuoto?	Sì	No
Dedico un'ora al giorno agli esercizi cardio?	Sì	No
Eseguo i miei esercizi «25ª ora» ogni giorno?	Sì	No
Faccio due esercizi anticellulite ogni giorno?	Sì	No

Segue

Motivazione		
Sono ancora motivata a perdere peso?	Sì	No
Continuo a identificare e allontanare chi vuole sabotare la mia dieta?	Sì	No
Scrivo ogni giorno sul mio blog?	Sì	No
Condivido il mio successo sui social media?	Sì	No
Stress e sonno		
Dormo a sufficienza?	Sì	No
Eseguo le tecniche di respirazione addominale?	Sì	No
Prendo abbastanza luce solare?	Sì	No
La mia vita ha sufficienti pause di svago?	Sì	No

Addio stallo, benvenuto Booster!

Amiamo e accettiamo le fasi di stallo perché ci garantiscono risultati a lungo termine, ma dovremmo imparare a divincolarci dal loro abbraccio! Per evitare la trappola di conservare a vita questo peso, calcolate la data che sancirà la fine della parte orizzontale nella curva del dimagrimento e l'inizio della fase Booster seguendo la formula di p. 166 (peso/4 = settimane di stallo). Questa data può essere attaccata con una calamita sul frigorifero, o su un post-it da appiccicare al computer.

Scrivete la data di inizio della fase Booster qui: ...../...../..... e andate a p. 203.

La Top Ten delle cose da non fare durante la fase di stallo

1. Patire la fame. Sì, certo, se smettete di mangiare perdete peso, ma così mandate il vostro organismo in «modalità fame», altresì detta «fase di resistenza». In questo modo imparerà a ottimizzare le poche calorie che assumete, rallentando il metabolismo e rendendo sempre più difficile per voi perdere peso.

2. Saltare i pasti. Saltare i pasti perché non si ha fame è una cosa, farlo per ridurre l'apporto giornaliero di calorie è assolutamente da evitare. Questo significa mandare al corpo segnali che risveglieranno in lui sempre più frequentemente timori di carestia, inducendolo a pensare che si tratti ormai di uno stato permanente, e quindi occorra rallentare il ritmo del metabolismo perché possiate sopravvivere. Come abbiamo visto al punto 1, non si tratta di una strategia di dimagrimento sana e sostenibile.

3. Ridurre le porzioni al minimo. Consumare porzioni ragionevoli è un conto (e anche un'abitudine sana), farle troppo piccole manderà, ancora una volta, il vostro corpo in modalità carestia.

4. Provare un'altra dieta. Rimanete concentrati sul nostro programma. Non ho mai detto che sarebbe stato miracoloso, ma che con la dieta LeBootCamp imparerete a introdurre un nuovo stile di vita sano e a riprendere le redini del vostro corpo. Fidatevi di me: ho aiutato migliaia di persone. So che non è sempre una passeggiata, però perseverate. Continuate a impegnarvi tenendo lo sguardo fisso sul premio finale!

5. Abbuffarvi. Sentirsi depressi quando la bilancia vi delude potrebbe indurvi a tuffarvi in un barattolo di gelato. Questa autopunizione in realtà è un modo per cercare di giustificare l'apparente mancanza di risultati.

Tenete anche a mente che se l'ago della bilancia resta inchiodato non significa che il vostro corpo non stia lavorando per voi. Godetevi gli altri cambiamenti che vedete: potreste comunque apprezzare una muscolatura più tonica o i centimetri persi qua e là... E congratulatevi con voi stessi per tutti questi miglioramenti: potranno anche sembrare piccoli, ma sono molto importanti.

6. Smettere di fare attività fisica. Probabilmente arrivare in una fase di stallo vi demoralizza, ma questo non significa che dovreste rinunciare alla vostra routine di fitness. Al contrario, dovreste fare più esercizio per mantenere alto il livello delle endorfine.

7. Rimanere al chiuso. Quando le cose non vanno proprio come desideriamo, vorremmo seppellirci sotto il piumino. È una reazione del tutto normale, istintiva, ma non è certo sana. Avete bisogno di sole. Avete bisogno di incontrare persone. Dovete mantenere alto il livello di serotonina, e quindi godetevi la vita e festeggiate il vostro nuovo io!

8. Vestirsi in modo triste. Vivere la fase di stallo significa celebrare il nuovo corpo, non sentirvi depresse perché avete smesso di perdere peso per un breve periodo. Ricompensatevi per i progressi che avete fatto con una camicia, una sciarpa, un abito – tutti a colori vivaci. Fino a quando durerà la fase di stallo rifiutate gli indumenti spenti, tristi, senza forma e personalità, trasandati.

9. Ritornare alle diete passate. Potreste avere la tentazione di pensare che il mio programma non vi faccia dimagrire. Che quando vi imbattevate in una fase di stallo durante una dieta precedente ne iniziavate un'altra – dove in sostanza facevate la fame – e così avevate l'idea (sbagliata) di avere interrotto la fase di stagnazione.

Ora, non state fallendo. Punto e basta. La cosa fondamentale è che abbiate pazienza: ci vuole tempo per incidere nel cervello un nuovo parametro di riferimento.

10. Circondarsi di gente lagnosa. È facile piagnucolare quando si è circondati di gente lagnosa, non è vero? E voi non fatelo! Non c'è nulla di cui dovete lamentarvi. Forse uno o due amici vi chiederanno come sta andando la dieta, e questo potrebbe suscitarvi disagio e tristezza. Forse. Ma voi siete più forti di qualsiasi commento. Chi ha perso peso? *Voi*!

Siete voi che avete il pieno controllo e la responsabilità del vostro successo. Spiegate ai vostri amici che siete in una fase di stallo. Introducete il concetto di benchmark, e vedrete che in brevissimo tempo vi sentirete la persona preparata e informata, che spiega agli altri quanto siano dannose le diete yo-yo. Non è una bella sensazione?

Indipendentemente da quello che avviene, ricordate che:

- State reimpostando il vostro cervello.
- State avendo successo.

Perché, prima di entrare in una fase di stallo, avete sicuramente perso qualche chilo!

I menu Attacco

PER aiutarvi a fare le scelte giuste, ecco due settimane di menu da cui trarre ispirazione. Ci sono alcune ricette della fase Detox che riconoscerete di sicuro e, ovviamente, proposte a basso carico glicemico che ho aggiunto per solleticare le vostre papille gustative.

Ho introdotto anche qualche suggerimento sulle scelte quando decidete di mangiare fuori, ma sentitevi libere di optare per il ristorante che preferite. Controllate prima il menu on-line e individuate i piatti che possono adattarsi ai criteri dell'Attacco (per gli alimenti a basso CG, andate alle pp. 136-138). In questo modo potrete gustarvi il pranzo o la cena in tutta serenità, con la certezza che non state infrangendo alcuna regola.

Oltre a preferire gli alimenti a basso CG (e se possibile biologici), dovreste iniziare ogni pasto con proteine vegetali o animali, per esempio tacchino oppure hummus, o con fibre (insalata di cavolo verza, zuppa di cavolo nero toscano), e tenere i dolci per la fine del pasto. In questo modo ridurrete notevolmente l'impatto di qualsiasi tipo di zucchero presente nel cibo, e di conseguenza il corpo accumulerà meno grassi.

Se non state facendo una giornata Booster o Turbo Detox, da questa fase in poi potete gustare anche un bicchiere di vino al giorno (due per gli uomini). Ricordate sempre di bere tre tazze di Sobacha al giorno, oltre alla tazza del mattino. Infine, anche se non vi suggerisco in questa fase di seguire una dieta senza glutine, sentitevi libere di sostituire il pane classico con la sua versione priva di glutine.

GIORNO 1

Colazione

Il succo di ½ limone in 125 ml di acqua a temperatura ambiente
1 tazza di Sobacha (p. 90)
1 Crêpe di grano saraceno (p. 91)
1 yogurt naturale
A volontà: pompelmo rosa o arancia

Pranzo

A volontà: carote grattugiate con una spruzzata di succo di limone
Quaglie arrosto al cumino (p. 131)
Finto purè (p. 313) con carotine e scalogni al vapore
1 fetta di pane di segale integrale
A volontà: anguria

Spuntino

A volontà: mele
Una manciata di noci

Cena

½ melone con prosciutto di Parma
Sedano rapa e pere (p. 196)
1 fetta di pane integrale tostato
Fonduta di cioccolato e ciliegie (p. 201)

GIORNO 2

Colazione

Il succo di ½ limone in 125 ml di acqua a temperatura ambiente
1 tazza di Sobacha (p. 90)
1 Crêpe di grano saraceno (p. 91)
A volontà: frutti rossi
1 bicchiere medio di Latte di mandorle (p. 184)

Pranzo

Insalata di cicoria con 3 cucchiai di noci tritate e Vinaigrette all'aglio (p. 108)
Pasta integrale con basilico e verdure di stagione al vapore
A volontà: macedonia di frutta fresca di stagione

Spuntino

Sedano con formaggio Roquefort (p. 188)

Cena

Insalata verde (lattuga, soncino o altre varietà a foglia verde) con una vinaigrette a scelta (pp. 107-109)
Frittata semplice
A volontà: Ratatouille provenzale (p. 103)
1 pera

GIORNO 3

Colazione

Il succo di ½ limone in 125 ml di acqua a temperatura ambiente
1 tazza di Sobacha (p. 90)
1 Crêpe di grano saraceno (p. 91)

3 cucchiai di composta di frutta (frutta di stagione cotta a fuoco dolce con pochissima acqua)
2 kiwi
3 prugne secche

Pranzo

Insalata di spinaci novelli con mele, cavolo rosso, cuori di carciofo e Vinaigrette al limone (p. 108)
1 bistecca vegetariana alla griglia
1 fetta di pane integrale
2 fichi secchi

Spuntino

10 mandorle
Smoothie di kiwi e banane (preparato con Latte di mandorle, p. 184)

Cena

Foglie di crescione con Vinaigrette all'aglio (p. 108)
A volontà: Cavolini di Bruxelles al tè verde (p. 99)
2 piccole sardine alla griglia con pomodori grigliati ed erbe di stagione
A volontà: mirtilli o altri frutti di bosco di stagione

GIORNO 4

Colazione

Il succo di ½ limone in 125 ml di acqua a temperatura ambiente
1 tazza di Sobacha (p. 90)
1 ciotola di muesli (senza aggiunta di zucchero) con mandorle, nocciole e un poco di latte di soia

Pranzo

Carciofo romanesco al vapore con una Vinaigrette a scelta (pp. 107-109)
1 scaloppina di vitello con panna di soia, riso integrale e piselli (arrostire la carne in padella con 1 cucchiaio di olio di canola; versare poca panna di soia nella padella dopo la cottura della carne per amalgamare con il fondo di cottura)
1 yogurt naturale

Spuntino

1 Crêpe di grano saraceno (p. 91)
4 quadretti di cioccolato (a scelta)

Cena

1 fetta di Flan di pomodorini ciliegia e formaggio di capra (p. 188)
Insalata di soncino con Vinaigrette a scelta (pp. 107-109)
1 yogurt di soia

GIORNO 5

Colazione

Il succo di ½ limone in 125 ml di acqua a temperatura ambiente
1 tazza di Sobacha (p. 90)
1 Crêpe di grano saraceno (p. 91) con 1 cucchiaio di marmellata di fragole
Succo d'arancia spremuto al momento (2 arance)

Pranzo

1 porzione di Funghi ripieni con pesto di noci (p. 198)
A volontà: pomodori in insalata con basilico fresco
1 pezzetto di feta

Spuntino

2 prugne secche
10 mandorle

Cena

Sgombro al forno con melone (p. 189)
A volontà: gratin di zucca (zucca estiva o invernale cotta al forno con copertura di pangrattato integrale)
4 quadretti di cioccolato (a scelta)

GIORNO 6

Colazione

Il succo di ½ limone in 125 ml di acqua a temperatura ambiente
1 tazza di Sobacha (p. 90)
1 Crêpe di grano saraceno (p. 91)
1 Green morning boost (p. 93)

Pranzo

A volontà: Cavolo rosso saltato in padella (p. 197)
1 trancio di salmone con 5 cucchiai colmi di bulgur al vapore
1 yogurt di soia

Spuntino

1 manciata di nocciole
2 albicocche secche

Cena

Insalata di barbabietole bollite e affettate con Vinaigrette all'aglio (p. 108)
Pasta integrale con parmigiano
5 cucchiai di fiocchi di latte
1 kiwi affettato

GIORNO 7

Colazione

Il succo di ½ limone in 125 ml di acqua a temperatura ambiente
1 tazza di Sobacha (p. 90)
1 Crêpe di grano saraceno (p. 91)
½ avocado schiacciato con un pizzico di sale marino
1 arancia

Pranzo

Insalata verde con Vinaigrette all'aceto balsamico (p. 107)
1 hamburger di manzo alla griglia con broccoli al vapore, 1 cucchiaio di olio d'oliva e un pizzico di sale marino
1 fetta di pane integrale
A volontà: pere

Spuntino

5 noci brasiliane
1 banana

Cena

A volontà: insalata di crudité con Salsa allo yogurt (p. 104)
1 patata cotta al vapore o al forno con 1 cucchiaio di olio d'oliva
1 fetta di prosciutto arrosto
Îles flottantes (p. 321)

GIORNO 8

Colazione

Il succo di ½ limone in 125 ml di acqua a temperatura ambiente
1 tazza di Sobacha (p. 90)

1 ciotolina (50 g) di muesli senza zucchero con 250 ml di Latte di mandorle (p. 184)
1 tazza di frutti di bosco (circa 125 g)

Pranzo

(Mangiare fuori: ristorante giapponese)
A volontà: zuppa di miso
1 piccola porzione di edamame
6 *nigiri sushi* (evitare tonno e pesce spada)
Tè verde

Spuntino

1 piccola pita integrale
2 cucchiai di Hummus (p. 98)
4 quadretti di cioccolato (a scelta)

Cena

A volontà: Zuppa di carote e zenzero (p. 186)
2 fette di formaggio di capra
2 fette di pane integrale
3 clementine

GIORNO 9

Colazione

Il succo di ½ limone in 125 ml di acqua a temperatura ambiente
1 tazza di Sobacha (p. 90)
1 fetta di pane integrale tostato con 1 cucchiaio di olio d'oliva, 1 pomodoro maturo schiacciato e un pizzico di sale Maldon

Pranzo

(Mangiar fuori: *street food*)
Sandwich integrale vegetariano (a scelta)

A volontà: mela
4 quadretti di cioccolato (a scelta)

Spuntino

1 pompelmo rosa
10 mandorle

Cena

Carote con zenzero e soia (p. 195)
Merluzzo al vapore con un filo d'olio d'oliva
Insalata di rucola con Vinaigrette a scelta (pp. 107-109)
3 clementine

GIORNO 10

Colazione

Il succo di ½ limone in 125 ml di acqua a temperatura ambiente
1 tazza di Sobacha (p. 90)
1 Smoothie di cioccolato grezzo e *maca* (p. 92)

Pranzo

Pad thai di verdure crude (p. 307)
Halibut alla griglia con 1 cucchiaio di olio d'oliva, sale, pepe e limone
1 arancia

Spuntino

20 mandorle
2 albicocche secche

Cena

Topinambur caramellati (p. 194)
Patata dolce al forno
A volontà: frutti di bosco

GIORNO 11

Colazione

Il succo di ½ limone in 125 ml di acqua a temperatura ambiente
1 tazza di Sobacha (p. 90)
1 Crêpe di grano saraceno (p. 91)
1 Green morning boost (p. 93)

Pranzo

(Mangiare fuori: buffet indiano)
Zuppa di lenticchie
Tofu saltato
Verdure al salto
A volontà: macedonia di frutta

Spuntino

10 nocciole
1 banana

Cena

Pasta con pollo e sesamo (p. 190)
Insalata di spinaci novelli con Vinaigrette cinese (p. 107)
4 quadretti di cioccolato (a scelta)

GIORNO 12

Colazione

Il succo di ½ limone in 125 ml di acqua a temperatura ambiente
1 tazza di Sobacha (p. 90)
1 Crêpe di grano saraceno (p. 91)
2 cucchiai di sciroppo d'agave (da versare a filo sulla crêpe)
A volontà: arance

Pranzo

A volontà: Insalata di finocchio e pompelmo rosa (p. 199)
Petto di tacchino alla griglia
1 fetta di pane integrale
1 biscotto fatto in casa (biscotto di fiocchi d'avena o frollino) o biscotti confezionati di farina d'avena di ottima qualità

Spuntino

1 yogurt vegano naturale
1 cucchiaio di marmellata di fragole

Cena

(Mangiare fuori: ristorante spagnolo)
A volontà: *gazpacho* o qualsiasi zuppa da consumare fredda, a scelta
Tapas di verdure
½ porzione di *flan* (crema al cucchiaio, tipico dessert spagnolo)

GIORNO 13

Colazione

Il succo di ½ limone in 125 ml di acqua a temperatura ambiente
1 tazza di Sobacha (p. 90)
1 Crêpe di grano saraceno (p. 91)
2 cucchiai di Composta di banana e cocco (p. 200)

Pranzo

Insalata dell'orto con Vinaigrette all'aceto balsamico (p. 107)
10 cracker integrali al formaggio
2 cucchiai di caprino
A volontà: frutti di bosco
4 quadretti di cioccolato (a scelta)

Spuntino

1 Smoothie ai datteri (p. 92)

Cena

Risotto fatto in casa (la ricetta che preferite; io utilizzo brodo di pollo e vino bianco. Alla fine manteco con 1 cucchiaio di burro e 2 cucchiai di grana grattugiato per 4 porzioni)
1 fetta di prosciutto
1 arancia

GIORNO 14

Colazione

Il succo di ½ limone in 125 ml di acqua a temperatura ambiente
1 tazza di Sobacha (p. 90)
1 ciotolina di pappa di grano saraceno con 1 cucchiaio di miele grezzo biologico e 1 cucchiaio di uvetta sultanina

Pranzo

Cappuccino ai funghi (p. 187)
A volontà: insalata *mesclun* (insalata provenzale con spinaci novelli, soncino e rucola)
4 quadretti di cioccolato (a scelta)

Spuntino

1 ciotolina di frutti di bosco
10 mandorle

Cena

A volontà: Spiedini vegetariani (p. 193)
Coniglio al miele (p. 192)
1 yogurt vegano

Le ricette Attacco

Latte di mandorle

Ecco un modo per gustare il «latte», senza i problemi derivanti dai latticini (come l'intolleranza al lattosio). Il latte di mandorle è facile da preparare e rappresenta una fonte fantastica di enzimi benefici per la salute. Mio figlio, che è sempre un banco di prova molto valido, lo adora! Se non avete tempo per prepararlo, nei supermercati potete trovare dell'ottimo latte di mandorle biologico. Si conserva in una confezione chiusa, in frigorifero, per tre giorni.

Dosi per 1 persona
Preparazione 5 minuti + 1 notte di ammollo

1 manciata di mandorle, lasciate a bagno in acqua per una notte
1 cucchiaino di estratto di vaniglia (o meno, se preferite un sapore di vaniglia più leggero)
2 cucchiai di sciroppo d'agave o miele grezzo e biologico

1. La notte prima mettete a bagno le mandorle in una ciotola di acqua, controllando che siano perfettamente coperte di liquido in quanto si gonfieranno durante l'ammollo.

2. Il mattino seguente scolate le mandorle e sciacquatele.
3. Mettetele nel frullatore con 2-3 volte il loro volume di acqua (o a seconda del gusto personale) e frullatele per 1 minuto, fino a quando il liquido diventa bianco e lattiginoso.
4. Filtratelo attraverso un foglio di carta da filtro a trama molto fine per eliminare la polpa (io la conservo per preparare delle barrette snack, ma questa è un'altra storia).
5. Aggiungete l'estratto di vaniglia e lo sciroppo d'agave o il miele. Bevete immediatamente per trarre il massimo beneficio dalle vitamine!

VARIANTE Potete aggiungere anche della frutta, per esempio una banana o qualche fragola. Otterrete così un saporito smoothie per il mattino.

Smoothie di cioccolato grezzo e *maca*

Potete sostituire il cioccolato grezzo con cioccolato fondente (80% di cacao) e anche tralasciare il *camu camu* e la *maca*. Il camu camu è un arbusto scoperto nella foresta amazzonica. Rispetto alle arance, la sua polvere fornisce 30-50 volte in più di vitamina C, dieci volte in più di ferro, tre volte di niacina, due volte di riboflavina e il 50% in più di fosforo. La maca è una radice che appartiene alla famiglia delle Brassicaceae. È ricchissima di antiossidanti e contiene sette amminoacidi essenziali. In breve, è un vero toccasana.

DOSI PER 1 PERSONA
PREPARAZIONE 5 MINUTI

250 ml di Latte di mandorle (p. 184)
1 banana

1 cucchiaio di cacao grezzo in polvere, o cioccolato fondente (80% cacao), finemente tritato
1 cucchiaio di maca in polvere (preferibilmente biologica)
1 cucchiaino di camu camu (nei negozi di prodotti biologici e macrobiotici)
½ cucchiaino di estratto di vaniglia
1 cucchiaino di sciroppo d'agave

1. Mettete tutti gli ingredienti nel frullatore e azionatelo.
2. Versate lo smoothie in un bicchiere e consumatelo all'istante.

Zuppa di carote e zenzero

Questa zuppa si può congelare senza problemi, quindi vi consiglio di prepararne in abbondanza per risparmiare tempo.

Dosi per 4 persone
Preparazione 40 minuti

750 g di carote
1 cucchiaino di zenzero grattugiato
1 cipolla
2 cucchiai di olio d'oliva
sale e pepe nero macinato al momento

1. Pelate le carote e la cipolla, poi grattugiatele separatamente nel mixer o a mano.
2. In un tegame scaldate l'olio d'oliva e fatevi saltare insieme le carote e la cipolla grattugiate per 10 minuti.
3. Salate e pepate, quindi unite lo zenzero e 750 ml di acqua.
4. Proseguite la cottura a fuoco dolce per 10-15 minuti, poi frullate il tutto con un frullatore a immersione.
5. Distribuite la zuppa nelle ciotole o nelle fondine e servite.

Cappuccino ai funghi

Una zuppa molto raffinata: presentatela in alti mug di vetro per un look elegante.

Dosi per 2 persone
Preparazione 1 ora e 30 minuti

250 g di funghi champignon a fettine
250 g di funghi misti (come shiitake, cremini o prataioli)
120 ml di panna da montare
120 ml di vino bianco
1 cipolla
il succo di ¼ di limone
½ cucchiaino di margarina non idrogenata
prezzemolo fresco finemente tritato
1 cucchiaio di olio d'oliva
sale e pepe nero macinato al momento

1. Affettate la cipolla. Scaldate la margarina in un tegame a bordi alti e fatevi appassire la cipolla fino a quando diventa trasparente.
2. Unite gli champignon e il succo di limone, quindi fate rosolare a fuoco vivo per qualche minuto.
3. Coprite con 500 ml di acqua e il vino bianco.
4. Salate leggermente e fate cuocere a fuoco dolce per 1 ora.
5. Nel frattempo fate saltare il misto di funghi in una padella con l'olio. Regolate di sale e pepe e unite metà del prezzemolo tritato.
6. Togliete dal fuoco la zuppa e lasciatela intiepidire.
7. Versate il tutto nel mixer e frullate fino a ottenere un composto morbido e liscio. Rimettetelo nel tegame e unite la panna da montare, poi proseguite la cottura a fuoco dolce fino a quando la zuppa si sarà addensata. Togliete dal fuoco.

8. Versate il «cappuccino» ai funghi in due ciotole e decorate con i funghi arrostiti.
9. Distribuite il prezzemolo restante e servite la zuppa ben calda.

Sedano con formaggio Roquefort

Potete servire questo contorno con pollo alla griglia o prosciutto cotto (privato del grasso).

Dosi per 1 persona
Preparazione 15 minuti

4 gambi di sedano medi o grossi (200 g)
30 g di formaggio erborinato (preferibilmente Roquefort)
240 g di yogurt magro naturale
sale e pepe bianco a piacere

1. Tagliate il sedano a rondelle sottili eliminando eventuali filamenti.
2. Sbianchite le fettine di sedano in 2 cm di acqua salata per circa 2-3 minuti (non di più per mantenerli ben croccanti). Scolatele e passatele sotto il getto dell'acqua fredda.
3. In una ciotolina mescolate lo yogurt, il formaggio erborinato, sale e pepe fino a ottenere una crema omogenea.
4. Unite anche il sedano e mescolate bene il tutto.

Flan di pomodorini ciliegia e formaggio di capra

Una ricetta facilissima da preparare e molto veloce. Le quantità possono essere aumentate a piacere per trasformarla in un pasto per tutta la famiglia.

Dosi per 4 persone
Preparazione 35 minuti

500 g di pomodorini ciliegia
140 g di formaggio di capra
240 ml di latte di soia senza grassi
240 ml di panna da montare vegana senza grassi
2 uova
20 g di amido di mais (2 cucchiai)
8 steli di erba cipollina
sale e pepe nero macinato al momento

1. Preriscaldate il forno a 180 °C per 10 minuti. Nel frattempo lavate e asciugate i pomodori, poi mondateli e affettateli. Tagliate a dadini il formaggio di capra.
2. In una pirofila di medie dimensioni distribuite i pomodori in uno strato omogeneo e quindi il formaggio di capra.
3. In una ciotola montate le uova con l'amido di mais, aggiungete il latte e la panna mentre continuate a montare il composto, quindi versate la crema su pomodori e formaggio.
4. Salate, pepate e fate cuocere nel forno per circa 20 minuti.
5. Sfornate il flan e cospargetelo con l'erba cipollina sminuzzata. Servite la preparazione calda o fredda, a piacere.

Sgombro al forno con melone

In questa ricetta la combinazione degli ingredienti potrebbe sembrarvi un po' strana, ma in realtà si tratta di un piatto tradizionale della Corsica estremamente gustoso e molto sano!

Dosi per 4 persone
Preparazione 15 minuti

8 piccoli sgombri
¼ di melone
2 cucchiaini di zenzero fresco grattugiato o di zenzero in polvere
1 cucchiaio di olio d'oliva per ungere la pirofila
sale a piacere

1. Preriscaldate il forno a 250 °C.
2. Insaporite i filetti di sgombro con lo zenzero e il sale.
3. Private il melone della scorza e tagliatelo a fettine della stessa lunghezza dei filetti.
4. Mettete il melone al centro dei filetti, a contatto della carne (non dal lato della pelle) e fissatelo con del filo da cucina o della rafia.
5. Disponete i filetti in una piccola pirofila unta d'olio, con il lato della pelle verso il basso. Fate cuocere per 5 minuti, poi controllate che il pesce sia cotto. Se necessario prolungate la cottura per 2 minuti, ma non più di 4 minuti in totale.

Pasta con pollo e sesamo

Dosi per 4 persone
Preparazione 35 minuti

225 g di spaghetti integrali
225 g di petto di pollo tagliato a dadini
1 cucchiaio di semi di sesamo
100 g di fagiolini verdi
½ peperone rosso a dadini
1 spicchio d'aglio tritato
olio d'oliva
sale e pepe nero macinato al momento

1. Portate a bollore una pentola di acqua salata, quindi gettatevi gli spaghetti e dopo 5 minuti i fagiolini, scolando il tutto quando la pasta sarà cotta al dente, indicativamente dopo altri 5 minuti

2. Nel frattempo versate un filo di olio d'oliva in una padella. Scaldatelo e fate saltare nel condimento il petto di pollo, l'aglio tritato e il peperone a dadini.

3. Regolate con sale e pepe e unite tanti cucchiai di acqua della pasta quanti ne serviranno perché la preparazione non si asciughi troppo. Fate cuocere per 15 minuti.

4. Versate nella padella del pollo la pasta e i fagiolini e mescolate il tutto, aggiungendo anche il sesamo, tenendo sul fuoco per 3-4 minuti, in modo che la pasta assorba il sapore di pollo e sesamo. Servite immediatamente, ben caldo.

Quaglie arrosto al cumino

Un piatto veramente delizioso se servito con le vostre verdure preferite o con del purè di patate preparato con olio d'oliva o margarina non idrogenata. Per un'alternativa davvero sana, potete anche accompagnare le quaglie con il Finto purè (p. 313).

Dosi per 2 persone
Preparazione 40 minuti

4 quaglie pulite
1 o 2 cucchiaini di cumino in polvere, a piacere
4 spicchi d'aglio non pelati
olive nere denocciolate (a piacere)
olio d'oliva
sale e pepe nero macinato al momento

1. Preriscaldate il forno a 180 °C.

2. Strofinate le quaglie con l'olio d'oliva e insaporitele con sale, pepe e cumino.

3. Disponetele in una teglia da forno. Distribuitevi sopra gli spicchi d'aglio e le olive nere denocciolate.

4. Fate cuocere in forno per 20-30 minuti, controllando spesso la cottura, aggiungendo se necessario dell'acqua e distribuendo una parte del liquido di cottura sulle quaglie per mantenerle morbide.

Coniglio al miele

Se preferite, per questa ricetta potete utilizzare delle cosce di pollo.

Dosi per 2 persone
Preparazione 30 minuti + il tempo per la marinatura

2 cosce di coniglio
1 cucchiaio di miele grezzo biologico
1 cipolla finemente affettata
3½ cucchiai di succo di limone
3½ cucchiai di salsa di soia
2 cucchiai di olio d'oliva
sale e pepe nero macinato al momento

1. Per la marinata, scaldate il miele a fuoco bassissimo, unite il succo di limone e la salsa di soia e mescolate bene il tutto. Togliete dal fuoco.

2. Disponete le cosce di coniglio o di pollo in una pirofila e versatevi sopra la marinata. Coprite con la pellicola trasparente e fate riposare per alcune ore in frigorifero.

3. Scaldate l'olio d'oliva in una casseruola e fatevi appassire

la cipolla affettata. Mettete le cosce nella casseruola, bagnate con la marinata e insaporite con sale e pepe.

4. Fate cuocere per 15-20 minuti a fuoco dolcissimo, voltando regolarmente le cosce. Se necessario aggiungete un poco d'acqua.

5. Servite subito con il Finto purè (p. 313) o con della quinoa cotta al vapore.

Spiedini vegetariani

Date al vostro pasto un tocco di colore! Questa proposta è un ottimo contorno per un piatto di pesce, carne o, semplicemente, riso integrale.

Dosi per 2 persone
Preparazione 25 minuti

250 g di zucchine
250 g di melanzane
1 peperone rosso
1 peperone verde
3 scalogni piccoli
il succo di 1 limone
cumino in polvere
olio d'oliva
sale e pepe macinato al momento

1. Lavate le zucchine, le melanzane e i peperoni e asciugateli. Affettate le zucchine a uno spessore di circa 1 cm. Eliminate i semini dai peperoni e tagliateli a listarelle. Pelate gli scalogni e tagliateli in quarti.

2. Versate tutte le verdure in una insalatiera capiente. Insaporitele con sale, pepe e cumino. Irrorate con il succo di limone

e l'olio d'oliva. Mescolate accuratamente per coprire tutte le verdure. Portate il grill a livello medio.

3. Infilate le verdure negli stecchini, alternando i colori, poi cuocete gli spiedini alla griglia, voltandoli ogni 3 minuti circa. La verdura deve rimanere croccante.

4. Al momento di servire condite con un filo di olio d'oliva.

Topinambur caramellati

Ricchi di potassio, calcio e fosforo, i topinambur hanno pochissime calorie.

Dosi per 4 persone
Preparazione 30 minuti

700 g di topinambur
2 spicchi d'aglio tritati
un mazzetto di erba cipollina finemente tritata
100 g di margarina non idrogenata
sale e pepe nero macinato al momento

1. Pelate i topinambur e affettateli finemente.

2. Scaldate la margarina in una casseruola. Unite le fettine di topinambur e fatele cuocere fino a quando si saranno ammorbidite, mescolando di tanto in tanto per evitare che si attacchino al fondo del recipiente di cottura.

3. Aggiungete l'aglio e mescolate ancora, se necessario aggiungendo un po' d'acqua. Salate e pepate a piacere. Coprite e cuocete.

4. Quando non rimarrà altro liquido nella casseruola controllate se i topinambur sono teneri ma non sfatti. Altrimenti

aggiungete ancora un po' d'acqua e fate cuocere a fuoco dolce per un altro minuto o più.

5. Profumate con l'erba cipollina tritata e servite.

Carote con zenzero e soia

Per questa ricetta è preferibile utilizzare carote biologiche, le classiche arancio o la varietà gialla.

DOSI PER 2 PERSONE
PREPARAZIONE 25 MINUTI

110 g di carote tagliate a julienne
1 pezzetto di radice di zenzero fresco, pelata e grattugiata
1 cucchiaino di salsa di soia
1½ spicchi d'aglio
½ cucchiaino di cumino in polvere
1 mazzetto di prezzemolo a foglia liscia, finemente tritato
20 ml di olio d'oliva
sale e pepe nero macinato al momento

1. Scaldate l'olio d'oliva in una casseruola. Versatevi l'aglio, lo zenzero e le carote.

2. Mescolate bene e insaporite con sale, pepe e cumino. Aggiungete la salsa di soia.

3. Fate cuocere a fuoco dolce per 15-20 minuti, unendo al bisogno un po' d'acqua e mescolando regolarmente.

4. Spolverizzate di prezzemolo tritato e servite.

Sedano rapa con le pere

Il sedano rapa è un alimento prezioso nelle diete dimagranti, in quanto fornisce fibre e poche calorie, oltre a essere un'eccellente fonte di vitamina C. Per questi motivi, e altri ancora, dovrebbe essere consumato regolarmente, non solo una o due volte all'anno.

Per quanto riguarda le pere, hanno pure loro poche calorie e contengono una quantità concentrata di nutrienti fondamentali: vitamine C, PP e B; potassio, calcio, magnesio, fosforo e zinco – un contributo di tutto rispetto nell'assunzione quotidiana di vitamine e minerali!

Dosi per 4 persone
Preparazione 45 minuti

1 sedano rapa di grandi dimensioni
1 pera non sbucciata
il succo di 2 limoni
1 rametto di timo fresco
100 g di margarina non idrogenata
sale e pepe nero macinato al momento

1. Lavate e affettate la pera. Spazzolate il sedano sotto il getto dell'acqua fredda corrente, quindi pelatelo e tagliatelo a fettine di dimensioni medie. Spruzzatele con un po' di succo di limone e mescolate bene, così da evitare che il sedano si scurisca a contatto con l'aria.

2. Scaldate la margarina a fuoco molto basso in una padella capiente, unitevi il sedano rapa e le fettine di pera. Profumate con il timo e metà del succo di limone rimasto, poi coprite e fate cuocere a fuoco dolce per 30 minuti, voltando con attenzione il sedano e le pere di tanto in tanto, e controllando che la pre-

parazione non sia troppo asciutta (in questo caso unite alcuni cucchiai di acqua).

3. Quando il sedano sarà cotto trasferite il sedano e le pere su un piatto di servizio caldo.

4. Nella stessa padella versate l'altra metà del succo di limone e mescolatelo al fondo di cottura a fuoco dolcissimo, continuando fino a quando il liquido si sarà ridotto.

5. Versate il sugo sul misto di sedano rapa e pere, regolate di sale e pepe e servite.

Cavolo rosso saltato in padella

Inserite le Crocifere, come cavolo e cavolini di Bruxelles, il più spesso possibile nella vostra alimentazione, dato che hanno un ruolo fondamentale per disintossicare l'organismo (ricordate che abbiamo sempre una Giornata Turbo Detox alla settimana nella fase Attacco).

Dosi per 2 persone
Preparazione 30 minuti

1 cavolo rosso
1 litro di tè verde
250 g di mais (fresco o surgelato)
1 cipolla
3 cipollotti
6 funghi coltivati
un pizzico di cannella
un pizzico di chiodi di garofano
un pizzico di noce moscata grattugiata
4 cucchiai di margarina non idrogenata
sale e pepe macinato al momento

1. Mondate il cavolo rosso, la cipolla e i funghi e affettateli finemente.
2. In una grande padella antiaderente scaldate la margarina e fatevi saltare la cipolla e i funghi fino a quando saranno ben dorati. Unite il cavolo e fate cuocere per 10 minuti a fuoco medio, mescolando spesso.
3. Versate il mais, le spezie e 500 ml di tè verde.
4. Fate cuocere fino a quando il liquido sarà del tutto evaporato, mescolando spesso. Bagnate con il tè verde restante.
5. Quando il cavolo è tenero insaporitelo con sale e pepe e versatelo su un piatto di servizio scaldato. Tritate finemente i cipollotti e cospargeteli sulla preparazione prima di servire.

Funghi ripieni con pesto di noci

Un piatto originale, senza cottura per preservare tutti i nutrienti contenuti negli ingredienti. Un ottimo antipasto o un contorno decorativo per una portata principale, tra l'altro molto apprezzato dai bambini!

DOSI PER 2 PERSONE
PREPARAZIONE 15 MINUTI + 2 ORE DI MARINATURA

5 funghi freschi (cremini o altri coltivati)
1 manciata di pinoli
5 noci
½ mazzetto di basilico
125 ml di salsa di soia (a ridotto contenuto di sodio)
125 ml di aceto di riso (o aceto di mele)
5 cucchiai di olio d'oliva
sale e pepe nero macinato al momento

1. Staccate le cappelle dai funghi e pulitele con una spazzolina.
2. Disponetele in una ciotola capiente. Conditele con metà dell'olio, la salsa di soia, l'aceto, sale e pepe. Fate marinare per circa 2 ore, mescolando spesso (tutte le volte che passate accanto alla ciotola). Per un sapore più intenso, lasciate marinare tutta la notte.
3. Preparate il pesto: mettete nel mixer il basilico, le noci, i pinoli, l'olio restante e un pizzico di sale e di pepe. Frullate il tutto fino a ottenere la consistenza desiderata. A me per esempio piace un pesto piuttosto denso, altri lo preferiscono più liquido.
4. Scolate i funghi dalla marinata, disponeteli con la parte cava delle cappelle verso l'alto e riempiteli con il pesto.

Insalata di finocchio e pompelmo rosa

Il finocchio è ricco di fibre e favorisce le funzioni intestinali e la digestione. È anche un eccellente stimolante e può placare i dolori da reumatismi. Il pompelmo invece è noto per favorire la riduzione del colesterolo; effettivamente, mangiare un pompelmo al giorno per un mese può ridurre il colesterolo nell'organismo del 10%.

Ricordate che il pompelmo rosa può influire sugli effetti di alcuni farmaci. Chiedete quindi sempre consiglio al vostro medico in caso di dubbio. L'arancia è un ottimo sostituto.

Dosi per 2 persone
Preparazione 15 minuti

1 grosso finocchio
1 pompelmo rosa ben sodo
1 cucchiaino di succo di limone
prezzemolo a foglia liscia, finemente tritato
3 cucchiai di olio di oliva fruttato
sale e pepe nero macinato al momento

1. Lavate il finocchio e affettatelo finemente.

2. Private il pompelmo della scorza usando un coltello affilato. Togliete la membrana esterna degli spicchi, separateli ed eliminate anche il resto della pellicina che li ricopre, effettuando questa operazione su una ciotola per raccogliere il succo, quindi ponete gli spicchi di pompelmo in un colino posto sulla stessa ciotola, per non perdere il succo restante.

3. Mescolate il finocchio e il pompelmo in un'insalatiera.

4. Preparate una vinaigrette con il succo del pompelmo, il succo di limone, sale, pepe e l'olio d'oliva.

5. Versate il condimento così ottenuto sull'insalata e mescolate accuratamente per distribuirlo in modo uniforme. Spolverizzate con il prezzemolo tritato e servite subito.

Composta di banana e cocco

Ricordate di utilizzare sempre mele e banane biologiche. La composta si conserva per cinque giorni in frigorifero, in un contenitore con un tappo a chiusura ermetica, e si può anche congelare.

Dosi per 4 persone
Preparazione 30 minuti

2 piccole banane molto mature
3 cucchiai di cocco grattugiato, se possibile non zuccherato
10 piccole mele Golden Delicious
il succo di 1 limone
1 baccello di vaniglia
1 cucchiaio di miele di timo grezzo biologico
(o qualsiasi altro tipo di miele grezzo biologico)

1. Pelate le mele e tagliatele a pezzetti. Metteteli in un tegame.
2. Sbucciate le banane e affettatele. Unitele alle mele.
3. Bagnate con 125 ml di acqua e il succo di limone, poi aprite il baccello di vaniglia a metà e raschiate i semi e l'interno del baccello, versandoli direttamente nello stesso tegame.
4. Aggiungete anche il cocco e il miele e fate cuocere a fuoco dolce fino a quando le mele saranno tenere.
5. Mescolate schiacciando il tutto con una forchetta. Servite la composta tiepida.

Fonduta di cioccolato e ciliegie

Una ricetta semplicissima e davvero deliziosa! Potete variarla seguendo la vostra fantasia, con tutti i tipi di frutta. Oltre alle ciliegie, a me piace molto anche con le fragole (ma non usatele mai surgelate). Potete anche preparare le ciliegie in anticipo e farle asciugare su un foglio di carta da forno, per servirle poi a un party o come dessert.

Dosi per 2-4 persone
Preparazione 40 minuti

100 g di cioccolato fondente o al latte (a scelta)
500 g di ciliegie (io preferisco la varietà scura, dolce)
100 g di mandorle
80 ml di Latte di mandorle (p. 184)

1. Preriscaldate il forno a 150 °C.
2. Tostate le mandorle in forno per 20 minuti. Sminuzzatele con un matterello o nel mixer fino a ottenere una consistenza grezza.
3. Versate il cioccolato e il latte di mandorle nell'apposito bollitore doppio, o in una ciotola a bagnomaria, controllando

che non vi entri acqua. Fate fondere il cioccolato, mescolando di tanto in tanto. Tenete in caldo.

4. Lavate le ciliegie mantenendo il picciolo, che darà un aspetto più grazioso.

5. Intingete le ciliegie nel cioccolato, poi passatele nelle mandorle tritate e gustatele subito, mentre il cioccolato è ancora morbido.

Fase 3
Booster

OBIETTIVO

Velocizzare la perdita di peso e ottenere una pancia piatta.

FATTI

- Anche se facciamo del nostro meglio, le tossine ritornano subdole nell'organismo. Per rimettere le cose a posto abbiamo bisogno di eseguire periodicamente sette giorni di pulizia profonda, che ci permetterà di perdere nuovamente peso in modo sano ed efficiente.
- È possibile ottenere una pancia davvero piatta!

LE REGOLE DELLA FASE BOOSTER

- Bere Sobacha (p. 90) ogni mattina.
- Bere succo di limone con acqua ogni mattina.
- Abolire tutti gli alimenti che contengono lievito e inserire nell'alimentazione cibi che eliminano il lievito.
- Evitare tutti gli alimenti già elencati nella fase Detox, più qualche altro.
- Mantenere la routine di fitness, come per la fase Attacco.
- Gestire lo stress con esercizi di respirazione addominale (pp. 51-52).

Ce l'avete fatta! Avete completato le prime due settimane del programma, la fase Detox, con grande dedizione e lo spirito giusto. Poi siete passati alla fase Attacco, con la sua Giornata Turbo Detox settimanale, raggiungendo il vostro primo benchmark. Ormai avete stabilizzato il peso e dovete uscire dal periodo di stallo; oppure avete terminato la fase Attacco e volete resettare il vostro corpo prima di iniziare la fase Equilibrio.

Per velocizzare l'intero processo vi serve effettuare una fase Booster di sette giorni. Probabilmente vi risulterà la più dura in assoluto perché ha pochi alimenti consentiti, ma il bello è che siete voi a decidere il giorno esatto in cui iniziarla. Aspettate fino a quando avrete tempo per prendervi cura di voi stesse, per fare la spesa e cucinare, perché effettivamente il Booster richiede un elevato investimento di tempo. Ma vi assicuro che i risultati varranno senz'altro gli sforzi compiuti!

Quando poi sarete nella fase Equilibrio, inserite una fase Booster tutte le volte che avrete la sensazione di avere trasgredito e vorrete rimettervi in riga, oppure se mirate a una pancia veramente piatta. In ogni caso, non fatela mai più di una volta al mese.

Perché una fase Booster?

Questa fase di sette giorni servirà a tre scopi:

- **Velocizzare la perdita di peso:** potreste chiedervi perché vi serve una settimana Booster. Dopo tutto, i cambiamenti sono già tanti! Mangiate meglio, avete introdotto la GTD, fate esercizio regolare per tonificare i muscoli ed eliminare più tossine. Il fatto è che persino con lo stile di vita che state seguendo, siete comunque esposti a stress, inquinamento, cibo spazzatura. E indovinate un po'? Anche perdere peso produce tossine, liberate quando il corpo intacca le riserve di grasso.
- **Restringere il girovita:** questo è il problema numero uno di tutte le donne (e gli uomini) che ho seguito. Tutti desideriamo la pancia piatta, ma qualche volta, indipendentemente da quello che facciamo, la vediamo ancora troppo tonda. Potreste pensare che sia un fatto ineluttabile, probabilmente dovuto alla forma del vostro corpo. E invece non è così! E la fase Booster dovrebbe diventare la vostra scelta d'elezione ogni volta che vi ritrovate una pancetta tondeggiante.
- **Aiutarvi a terminare un periodo di benchmark** nella fase Attacco.

Per raggiungere questi obiettivi, inizieremo un programma di nutrizione in sette giorni mirato a purificare il corpo, ridurre il girovita e incrementare l'energia. Se durante la fase Detox abbiamo iniziato a eliminare dal nostro corpo le tossine, qui andremo ancora più in profondità, e la pulizia sarà più efficace e capillare.

La pancia piatta e la «lievito connection»

Molto tempo fa, quando anch'io avevo il problema dei chili in più, lessi alcuni studi su come una crescita eccessiva di lievito nel tratto gastrointestinale abbia un impatto negativo sulla silhouette. Pensando che non fossero basati su prove scientifiche, li misi subito da parte. Tuttavia, a mano a mano che gli anni passavano, mi sono presa il tempo per fare qualche ricerca. E soffermandomi sulla scoperta che la candida (*Candida albicans*) era uno dei principali colpevoli, ho individuato un modo per avere la pancia piatta.

Ora, la candida ci serve per vivere. È presente ovunque nel e sul nostro corpo. Ma quando prolifera eccessivamente a causa del nostro stile di vita provoca infiammazioni, infezioni (la temuta «infezione da lievito» o candidosi), piede d'atleta, pelle irritata e pruriginosa, mente annebbiata, irritabilità e gonfiore.

Insieme terremo sotto controllo i livelli di candida per trasformare in realtà il sogno di un addome piatto. In effetti, questi livelli dovrebbero essere già più bassi grazie alla dieta LeBootCamp, ma con le novità Booster rimarrete davvero colpiti dai risultati!

☞ Sono pochissimi gli studi in doppio cieco che hanno dimostrato il legame tra candida e pancia piatta. I medici più tradizionali o convenzionali tendono a trascurare i trattamenti focalizzati sul lievito, come quelli che seguono. Ho tratto le mie conclusioni da interviste a terapisti e medici che si occupano di medicina complementare e alternativa e a naturopati.

Seguire le mie linee guida non vi farà di certo male, anzi, potreste persino essere testimoni di un miracolo! Se volete approfondire l'argomento, potete leggere alcuni testi interessanti, come

The Yeast Connection Handbook, di W.G. Crook (*vedi* Bibliografia, pp. 329-331).

Cos'è il lievito e dove lo troviamo?

Il lievito è un organismo monocellulare che appartiene alla vasta famiglia dei funghi. In base alla sua natura e alla quantità che abbiamo in corpo o utilizziamo, può rivelarsi il nostro miglior amico o il più acerrimo nemico.

Esistono diversi tipi di lievito, da quello che usiamo per le torte ai ceppi impiegati per il vino, il whisky e la birra, all'integratore di vitamine del gruppo B. In natura possiamo trovarlo praticamente ovunque: nel terreno e nelle piante, nell'acqua o sulla pelle di animali e uomini.

Come il sale e lo zucchero, il lievito compare in numerosissime categorie alimentari: nella maggior parte dei biscotti, in brioche, pane, pizza e integratori alimentari, bevande e salse. Insieme con i funghi, anche altri alimenti «non sospetti», come il sedano, possono contenere elevati livelli di funghi o muffe.

La «Candida albicans»

La candida prospera su zucchero, amido, muffe e altri ceppi di lievito. Per dirla in modo semplice, troppo lievito nell'intestino vi darà una sensazione di gonfiore. Nei menu della fase Booster abbiamo quindi escluso gli alimenti che potrebbero favorire la proliferazione della candida.

Otto alimenti per combattere la candida

1. **Aglio:** uno studio recente dello University of Maryland Medical Center sostiene che i soggetti portati a sviluppare una candidosi potrebbero evitarla consumando più aglio. Pertanto, durante i sette giorni della fase Booster associate ai vostri pasti uno spicchio d'aglio crudo e schiacciato al giorno, se possibile.
2. **Probiotici:** i batteri vivi del kefir (latte fermentato) e degli yogurt probiotici scacceranno il lievito della candida, ripristinando l'equilibrio nel vostro intestino.
3. **Rapa svedese:** detta anche navone, è uno degli alimenti più efficaci per combattere le infezioni micotiche, ovvero da funghi. Provatela in una zuppa, affettata fine e fritta (utilizzando olio di cocco inodore) o in purea.
4. **Olio di cocco:** definito un integratore miracoloso per dimagrire, in realtà potrebbe anche non essere quella meraviglia della natura che molti dipingono (alcuni studi infatti dimostrano il contrario) ma presenta potenti proprietà antifungine. Contiene livelli elevati di acido laurico e acido caprilico, che aiutano a prevenire la proliferazione della candida, supportando al contempo il sistema immunitario.
5. **Cipolle:** hanno proprietà antifungine, antiparassitarie e antibatteriche. Idealmente dovreste consumare cipolle ogni giorno. Se vi preoccupate per l'alito, aggiungete del prezzemolo al vostro piatto per mitigare l'odore.
6. **Succo di limone:** il succo di limone presenta così tanti benefici che lo si trova nel menu di ogni singola fase della dieta LeBootCamp. Per quanto riguarda la lotta alla candida, il succo di limone favorisce l'azione peristaltica del colon, aumentando l'efficienza di tutto il sistema digerente.
7. **Crocifere:** abbiamo già visto che le verdure appartenenti a questa famiglia sono fantastiche per disintossicare (*vedi* «Cibi da consumare a volontà», p. 73). Sono inoltre molto utili nella fase Booster perché tutte le verdure della famiglia (come broccolo, cavolo, rucola) presentano degli isotiocianati, ovvero composti contenenti zolfo e azoto, che attaccano la

Segue

candida. Ma c'è un ma: andate al punto 6 degli «Otto modi per combattere il gonfiore».

8. **Chiodi di garofano:** contengono eugenolo, un olio essenziale dalle proprietà antifungine, davvero molto efficace quando viene ingerito.

Otto modi per combattere il gonfiore

1. **Masticare, masticare, masticare:** il processo digestivo inizia in bocca, quindi più tempo dedicate alla masticazione, più tempo concedete alla saliva e ai suoi enzimi digestivi per mettersi all'opera. Quando il cibo arriva nello stomaco mezzo masticato, le molecole più grosse passano direttamente nel tratto gastrointestinale, provocando gonfiori.
2. **Bandire le bevande gasate** di qualsiasi genere: l'aria contenuta nelle bevande addizionate di anidride carbonica può rimanere intrappolata nel sistema digerente, causando gonfiori.
3. **Abolire il chewing-gum:** può farci deglutire aria, che poi rimane intrappolata nello stomaco. Tuttavia è anche un alleato quando cerchiamo di non mangiare troppo (*vedi* «La mia Top Ten dei consigli per perdere peso», p. 140).
4. **Diminuire il sale:** anche troppo sodio può provocare gonfiore. Fate attenzione ai cibi pronti freschi o surgelati, perché possono contenere il 200% in più di sale rispetto alla quantità giornaliera ammessa. Quando cucinate fatelo senza sale e regolatelo, in piccole quantità, solo al momento di servire.
5. **Contenere le porzioni:** quando mangiamo porzioni più grandi del nostro stomaco (ricordate? È la grandezza del pugno), la digestione impiega più tempo e il cibo ristagnando fermenta. Provate quindi a consumare quattro o cinque piccoli pasti al giorno.
6. **Fare attenzione ai cibi che provocano gas:** è il caso di fagioli e verdure appartenenti alla famiglia delle Crocifere, che pos-

sono causare gonfiori con conseguenze poco piacevoli sul piano sociale. Le Crocifere sono eccellenti per combattere la candida, ma se voi reagite male, evitatele o assumete al contempo integratori naturali contro il meteorismo.

7. **Consumare menta piperita** o tè alla menta: il mio preferito in assoluto. Gustatelo durante i pasti o tutte le volte che vi sentite gonfi, per avere un rapido sollievo.
8. **Non bere durante i pasti**: in questo modo si diluiscono gli enzimi della digestione, aumentando così il tempo impiegato dal cibo per essere digerito, e provocando fermentazione e senso di gonfiore. Gli esperti di medicina ayurvedica suggeriscono di evitare le bevande ghiacciate durante i pasti. Provate al loro posto bevande calde, come il tè.

Speciale Italia: sale e pancia piatta

Durante il mio ultimo viaggio in Italia sono rimasta sorpresa nel constatare due cose, apparentemente non collegate tra di loro: tutti i piatti serviti nei ristoranti mi sembravano troppo salati e le donne, pur con quella classe indefinita tutta italiana, avevano la pancia leggermente gonfia.

Cose *apparentemente* non collegate, dicevo.

In effetti, una quantità eccessiva di sale, ovvero cloruro di sodio, aumenta la ritenzione idrica, in particolare a livello addominale. Un problema decisamente facile da risolvere, non credete?

Gli esperti affermano che non si devono mai superare i 2,4 grammi di sodio, contenuti in 6 grammi di sale, ovvero l'equivalente di un cucchiaino da caffè colmo di sale fino.

L'ideale sarebbe fermarsi a 1,6 grammi di sodio, pari a 4 grammi di sale.

In Italia il consumo quotidiano di sale si attesta intorno ai 12 grammi, ovvero il triplo del livello ideale. Per poter apprezzare un effetto pancia piatta più visibile, quindi, bisognerà ridurre la quantità di sale ingerito quotidianamente.

Comunque, a differenza di quanto avviene con lo zucchero raffinato, va detto che il sale è indispensabile alla vita ed è presente in tutte le nostre cellule: il corpo umano ne contiene in media 5 grammi per litro di sangue. Questo minerale ha il compito importantissimo di trattenere l'acqua e i suoi sali minerali all'interno del nostro organismo, ma è proprio per questo, del resto, che troppo sale favorisce la ritenzione idrica.

Un'informazione sicuramente utile è che il 70% del sale che consumiamo proviene da piatti pronti e pasti consumati al ristorante. Inoltre ormai avrete intuito che le industrie alimentari aggiungono molto sale in biscotti, zuppe, pane e altri prodotti perché questa consuetudine presenta diversi vantaggi:

- Grazie alla sua capacità di trattenere l'acqua, il sale aumenta il peso degli alimenti, che conseguentemente costeranno di più al consumatore.
- Il sale migliora il gusto degli alimenti insipidi e di bassa gamma, e pertanto serve per vivacizzare piatti insulsi.
- C'è l'effetto assuefazione, ovvero più mangiate sale, più vi viene voglia di mangiarne, proprio come avviene per i prodotti contenenti grassi. Ecco perché le patatine fritte hanno così tanto successo! E più consumate cibi salati, più avete desiderio di bere… se possibile bibite gasate e zuccherate. Dobbiamo dire altro?

Sta a voi quindi seguire un'alimentazione più accorta ed evitare quanto più possibile i piatti pronti. È anche per questo motivo che nel mio programma suggerisco sempre di cucinare la maggior parte dei cibi in casa per poter controllare meglio gli ingredienti.

Altri modi per evitare un consumo eccessivo di sale sono:

- Non mettere il salino in tavola.
- Scegliere salsa di soia a ridotto tenore di sodio.
- Assaggiare prima di salare (troppo spesso si aggiunge il sale in automatico, prima ancora di essersi accertati che ce ne sia bisogno).
- Provare i sostituti del sale, come il sale di sedano (gambi di sedano essiccati e tritati finemente).

A questo punto avete tutte le informazioni che vi servono per iniziare la vostra fase Booster di sette giorni, che vi aiuterà a riprendere il cammino del dimagrimento e al contempo agirà efficacemente per farvi ottenere una pancia piatta.

Il programma fitness Attacco

DURANTE questa fase proseguirete con la vostra routine di attività fisica, ovvero almeno 30 minuti di attività a ritmo lento (camminare o nuotare) da praticare a stomaco vuoto, più un'ora di esercizi cardio, due esercizi anticellulite (pp. 152 e sgg.) e cinque esercizi della «25ª ora» al giorno (pp. 58 e sgg.). Potete aumentare liberamente l'impegno fitness quotidiano, in quanto dovreste ormai avere energia sufficiente per essere molto attive.

Stress e motivazione

Dato che lo stress può provocare gonfiore per via dei motivi considerati nella fase Detox, è fondamentale eseguire quotidianamente qualche esercizio di respirazione tra quelli che vi ho già illustrato (pp. 51-52). Personalmente li faccio come prima cosa al mattino, in modo da iniziare la mia giornata con rinnovato impegno e un livello minimo di stress.

Per quanto riguarda la motivazione, ricordatevi di pesarvi al mattino del primo giorno Booster, e di misurarvi anche la circonferenza della vita. E poi non prendete altre misure fino alla fine dei sette giorni. Al mattino dell'ottavo, quando ritornerete alla fase Attacco o passerete a quella Equilibrio, avrete una deliziosa sorpresa, ve lo garantisco!

Quindi siete pronti? Partiamo!

Guida agli alimenti Booster

Cibi da evitare

Alcol
Alimenti trasformati che contengono additivi potenzialmente pericolosi
Aspartame e altri dolcificanti chimici potenzialmente pericolosi (pp. 37 e sgg.)
Bevande contenenti caffeina
Bevande gasate (sia normali sia dietetiche)
Biscotti industriali, caramelle, torte e pasti pronti
Carne di qualsiasi genere
Frutta e verdura non biologiche
Frutta ricca di zucchero
Glutine
Latticini
Lievito
Pesci carnivori e predatori
Prodotti a base di zucchero
Salse ricche e cibi pesanti
Tutti i cibi che contengono sciroppo di glucosio-fruttosio
Uova

Cibi da consumare a volontà

Oltre agli alimenti già illustrati che contrastano la candida (aglio, probiotici, rapa svedese, olio di cocco, cipolle, succo di limone, Crocifere, chiodi di garofano) potete consumare a sazietà:

Alimenti fermentati come crauti e *kimchi* (piatto coreano a base di verdure)
Cereali e semi privi di glutine (quinoa, grano saraceno, teff, fonio)
Erbe e spezie
Frutta a basso contenuto di zucchero
Molluschi e frutti di mare
Pesci piccoli e non allevati
Sobacha e infusi alle erbe
Succhi vegetali freschi
Verdure non amidacee

I menu Booster

La nostra fase Booster, ovvero di slancio, dura sette giorni. Durante questo lasso di tempo ci focalizzeremo su come ridurre gli alimenti che favoriscono la formazione di candida e aumentare i cibi che contrastano la presenza di questo fungo. Introdurremo anche il maggior numero possibile di prodotti che accelerano il metabolismo, come spezie e zenzero.

Se volete ampliare le mie proposte sentitevi liberi di attingere ai menu e alle ricette Detox, a patto che vi atteniate sempre alle nostre regole per la fase Booster, ovvero: senza glutine, senza lievito, senza latticini, carne e alcol. Ma accetto in qualche caso il consumo di kefir perché è eccellente per sconfiggere la candida.

GIORNO 1

Colazione

Il succo di ½ limone in 125 ml di acqua a temperatura ambiente
1 tazza di tè alla menta (infuso di foglie di menta fresche o bustina di foglie di menta essiccate)
Crema di grano saraceno alla cannella (p. 223)

Pranzo

1 trancio di salmone selvaggio alla griglia con un pizzico di pepe di Cayenna
Gratin di rapa svedese e cipolla (affettare entrambe, disporle a strati in una pirofila e cuocerle con 1 cucchiaio di margarina non idrogenata, sale e pepe)
Yogurt probiotico (vegano)

Spuntino

10 Mandorle germogliate (p. 84)
1 bicchiere di kefir
Tè alla cannella (va bene anche in bustina)

Cena

Gazpacho (usare la ricetta preferita)
4 cucchiai di quinoa cotta al vapore con succo di limone
Petto di pollo profumato con zenzero grattugiato e cotto alla griglia
Infuso di zenzero (infuso di radice di zenzero grattugiata e acqua bollente)

GIORNO 2

Colazione

Il succo di ½ limone in 125 ml di acqua a temperatura ambiente
2 Crêpe di grano saraceno (p. 91)
1 tazza di tè alla menta

Pranzo

(Mangiare fuori: buffet messicano)
Fagioli a scelta con lattuga, salsa di pomodoro alla messicana, pomodori e avocado a dadini o Guacamole (p. 228)

Spuntino

1 Crêpe di grano saraceno (p. 91)
1 cucchiaio di Burro di mandorle (p. 297)
Boost pancia piatta (p. 231)

Cena

Insalata di verdure di stagione al vapore con pollo alla griglia, alghe *kaiso* o *wakame* e 4 cucchiai di quinoa al vapore
Crumble alla parigina (p. 229)
1 tazza di tè allo zenzero

GIORNO 3

Colazione

Il succo di ½ limone in 125 ml di acqua a temperatura ambiente
Pappa di semi di lino (p. 224)
1 tazza di tè alla menta

Pranzo

Pissaladière alle acciughe (Crostata di ceci, p. 233, guarnita con cipolle caramellate, acciughe e olive nere)
1 manciata di semi di zucca

Spuntino

10 Mandorle germogliate (p. 84)
1 bicchiere di kefir
Boost pancia piatta (p. 231)

Cena

Salsa di sardine (2 sardine in scatola frullate con 1 cucchiaio di maionese vegana, 2 cucchiaini di aceto e 1 cucchiaino di senape) con cracker senza glutine

A volontà: pomodori in insalata con basilico, cetriolo, asparagi al vapore, olio d'oliva e aglio schiacciato
1 tazza di tè allo zenzero

GIORNO 4

Colazione

Il succo di ½ limone in 125 ml di acqua a temperatura ambiente
2 fette di pane senza glutine e senza lievito
1 avocado schiacciato con sale marino integrale o sale Maldon e un pizzico di pepe di Cayenna (facoltativo)
1 manciata di mandorle
1 tazza di tè alla menta

Pranzo

Carciofo al vapore con Salsa allo yogurt (p. 104), con un pizzico di pepe di Cayenna
Purea di rapa svedese (navone)
1 trancio di salmone selvaggio alla griglia

Spuntino

1 Crêpe di grano saraceno (p. 91)
1 cucchiaio di Burro di mandorle (p. 297)
1 tazza di tè alla cannella

Cena

A volontà: cavolini di Bruxelles, cavolo verde e cavolo toscano saltati in padella (tagliare i cavolini a metà, spezzettare le foglie di cavolo verde e cavolo toscano e far saltare il tutto rapidamente in olio d'oliva, aggiungere aglio schiacciato e succo di limone)
Petto di tacchino alla griglia

Crema di semi di chia e cocco (p. 228)
1 tazza di tè allo zenzero

GIORNO 5

Colazione

Il succo di ½ limone in 125 ml di acqua a temperatura ambiente
Granola senza glutine (mix di mandorle, semi di girasole, noci pecan, cocco e cannella) in 250 ml di latte di cocco profumato con estratto di vaniglia
1 tazza di tè alla menta

Pranzo

Insalata di tonno selvaggio, pasta senza frumento e olive
Pomodori e zucchine grattugiate con Vinaigrette al limone (p. 108)

Spuntino

10 Mandorle germogliate (p. 84)
1 bicchiere di kefir
1 tazza di tè alla cannella

Cena

Zuppa di tortillas (p. 224)
1 manciata di mandorle
Budino di semi di chia crudi (p. 232)
1 tazza di tè allo zenzero

GIORNO 6

Colazione

Il succo di ½ limone in 125 ml di acqua a temperatura ambiente
Crema di grano saraceno alla cannella (p. 223)
1 tazza di tè alla menta

Pranzo

2 filetti di aringa (in scatola)
Melanzane alla mediterranea (p. 226)
10 Mandorle germogliate (p. 84)
1 bicchiere di kefir (latte fermentato)

Spuntino

1 Crêpe di grano saraceno (p. 91)
1 cucchiaio di Burro di mandorle (p. 297)
1 tazza di tè alla cannella

Cena

Finto purè (p. 313)
Insalata di spinaci novelli con Vinaigrette al limone (p. 108)
1 tazza di tè allo zenzero

GIORNO 7

Colazione

Il succo di ½ limone in 125 ml di acqua a temperatura ambiente
2 Crêpe di grano saraceno (p. 91)
1 tazza di tè alla menta

Pranzo

Crêpe ripiena di salmone selvaggio e finocchio (p. 227)
A volontà: frutti di bosco misti

Spuntino

10 Mandorle germogliate (p. 84)
1 bicchiere di kefir
1 tazza di tè alla cannella

Cena

Cracker senza glutine
Hummus (p. 98)
Guacamole (p. 228)
Insalata di pomodori, cetrioli, asparagi e noci con Vinaigrette all'aglio (p. 108)
4 cucchiai di purea di mele fatta in casa (p. 82)
1 tazza di tè allo zenzero

Le ricette Booster

Crema di grano saraceno alla cannella

Questa proposta per la colazione, sana e gustosa, è un modo fantastico per dare il calcio d'inizio alla giornata.

Dosi per 2 persone
Preparazione 5 minuti

150 g di grano saraceno (germogliato o non)
1 cucchiaio di cannella in polvere
120 ml di Latte di mandorle (p. 184)
3 cucchiai di cocco grattugiato
1 cucchiaio di semi di canapa

1. Mettete tutti gli ingredienti nel frullatore.
2. Frullate il tutto fino a ottenere un composto liscio e omogeneo. Versate nelle ciotole e servite immediatamente.

Pappa di semi di lino

I semi di lino sono una fonte molto ricca di acidi grassi omega 3, antiossidanti, sali minerali e vitamine fondamentali. Risultato: spolverizzo i miei piatti con questi semi fantastici tutte le volte che posso. Se preferite, sostituite l'essenza d'arancia con quelle di limone o vaniglia.

Dosi per 1 persona
Preparazione 10 minuti + il tempo di ammollo

1 cucchiaino di semi di lino
50 g di semi di grano saraceno
100 ml di Latte di mandorle (p. 184), più un altro poco (facoltativo)
2 cucchiaini di sciroppo d'agave
2 gocce di essenza d'arancia
qualche mandorla (per decorare)

1. Ammollate i semi di grano saraceno per 12 ore (o una notte) in 250 ml di acqua filtrata o acqua minerale naturale, quindi scolateli e sciacquateli con cura per eliminare il liquido gelatinoso.
2. Versate in un frullatore i semi di grano saraceno, il latte di mandorle, lo sciroppo d'agave, i semi di lino e l'essenza d'arancia, quindi frullate il tutto fino a ottenere un composto liscio e omogeneo.
3. Fate riposare la pappa di semi di lino per alcuni minuti e, se necessario, unite dell'altro latte di mandorle.
4. Versate in una ciotola e decorate con le mandorle.

Zuppa di tortillas

Ed ecco a voi la versione rapida di una ricetta classica. Per sviluppare appieno i sapori, vi consiglio però di lasciarla cuocere almeno un'ora a fuoco molto dolce. A piacere potete darle una nota di sapore in più aggiungendo 1 cucchiaino di cumino e 1 cucchiaino di pepe di Cayenna. Se utilizzate il dado, sceglietelo in modo che abbia poco sodio e non contenga glutammato monosodico.

Dosi per 3 persone
Preparazione 30 minuti

1 litro di brodo di pollo (fresco o di dado), scaldato
150 g di pollo bollito (avanzato)
1 scatola da 400 g di pomodori pelati
½ cipolla
1-2 cipollotti
2-4 spicchi d'aglio
tortilla chips biologiche (controllate con cura l'etichetta), spezzettate
2 cucchiai di foglie di coriandolo fresco tritato (eliminate gli steli)
1 cucchiaino di cumino
1 cucchiaio di olio d'oliva
sale e pepe nero macinato al momento, a piacere
80 g di mais (in scatola o surgelato; facoltativo)
1 cucchiaino di pepe di Cayenna (facoltativo)

1. Eliminate la pellicina e tritate cipolla e cipollotti, schiacciate l'aglio.

2. Fate appassire la cipolla e l'aglio nell'olio d'oliva caldo fino a quando saranno trasparenti (se usate anche il cumino e il pepe di Cayenna, uniteli in questa fase).

3. Scolate i pomodori, tenendo da parte il liquido nel caso in cui vi serva in seguito per diluire la preparazione, spezzettateli e uniteli al soffritto.

4. Aggiungete anche il pollo, i cipollotti, il coriandolo e il mais, se lo usate. Mescolate bene il tutto.

5. Versate il brodo di pollo caldo, mescolate e fate insaporire.

6. Regolate di sale e pepe. Se utilizzate il dado, salate con moderazione. Distribuite la zuppa nelle singole ciotole e cospargete con le tortilla chips sminuzzate prima di servire.

Melanzane alla mediterranea

Questo piatto ricco sazia da solo o si può abbinare a un'insalata verde.

DOSI PER 1 PERSONA
PREPARAZIONE 50 MINUTI

1 melanzana di medie dimensioni
450 ml di passata di pomodoro senza zucchero
140 g di ceci o fagioli neri
1 spicchio d'aglio (o più, a piacere)
½ cucchiaino di erbe di Provenza, o erbe a vostra scelta
1 cucchiaio di olio d'oliva
sale marino a piacere

1. Sbucciate e tagliate a dadini la melanzana, pelate e schiacciate l'aglio.
2. Scaldate l'olio d'oliva in una padella capiente a fuoco medio.
3. Unite la melanzana a dadini e fatela rosolare per qualche minuto, aggiungendo all'ultimo istante anche l'aglio.
4. Nel frattempo mescolate in una ciotola la passata di pomodoro, le erbe, il sale e i ceci o i fagioli.
5. Quando la melanzana è pronta versatela in una pirofila e copritela con il sugo di pomodoro ed erbe.
6. Coprite con alluminio e fate cuocere in forno a 180 °C per 25-30 minuti.

Crêpe ripiena di salmone selvaggio e finocchio

Il finocchio è un alimento disintossicante straordinariamente potente, mentre il salmone è una fonte incredibile di grassi sani e proteine utili per l'organismo.

DOSI PER 1 PERSONA
PREPARAZIONE 30 MINUTI

1 Crêpe di grano saraceno (p. 91)
1 trancio di salmone selvaggio
1 grosso finocchio
qualche rametto di erba cipollina, finemente tritato
¼ di cucchiaino di pepe di Cayenna
1 cucchiaino di succo di limone
1 cucchiaio di olio d'oliva
un pizzico di sale marino integrale (o sale Maldon)

1. Tenete in caldo la crêpe, coperta con un foglio di alluminio da cucina, su un vassoio precedentemente scaldato.
2. Cuocete il salmone al vapore o saltato in padella, come preferite.
3. Affettate il finocchio a fettine sottilissime, poi fatele saltare nell'olio a fuoco dolce, fino a quando saranno quasi trasparenti e inizieranno a dorarsi.
4. Distribuite il finocchio sulla crêpe. Disponete il trancio di salmone sul finocchio, salatelo e profumatelo con il pepe di Cayenna.
5. Spruzzate qualche goccia di succo di limone e spolverizzate con l'erba cipollina.
6. Richiudete la crêpe a metà e fissatela con del filo da cucina prima di servirla.

Guacamole

Dosi per 2 persone
Preparazione 10 minuti + 1 ora di riposo

2 avocado maturi
il succo di 1 lime
½ cipolla
½ pomodoro
10 foglie di coriandolo fresche, finemente tritate
sale
pepe di Cayenna o peperoncino fresco finemente tritato (facoltativo)

1. Tagliate gli avocado a metà ed estraetene la polpa. Tenete da parte i noccioli. Schiacciate la polpa con una forchetta e unite il succo di lime fresco.
2. Tritate finemente la cipolla e il pomodoro. Se avete tempo eliminate i semini del pomodoro.
3. Mescolate gli ingredienti a mano - mai con un frullatore o un mixer - fino a quando otterrete una preparazione dalla consistenza grossolana e solo parzialmente omogenea. Ogni ingrediente dovrebbe essere ancora ben visibile.
4. Unite il coriandolo tritato e il sale, a piacere. Se preferite insaporite anche con pepe di Cayenna o peperoncino fresco.
5. Mettete i noccioli nel guacamole per evitare che si ossidi, diventando marrone. Coprite con pellicola trasparente e passate in frigorifero per 1 ora almeno prima di servire.

Crema di semi di chia e cocco

Questa bevanda ricca e cremosa è un ottimo spuntino rinfrescante, ma è deliziosa anche per terminare il pasto o come colazione quando si ha poco tempo. Il latte di cocco dovrebbe essere a basso contenuto di grassi, e ancora meglio se fresco e non confezionato.

Dosi per 1 persona
Preparazione 5 minuti + 1-2 ore di riposo

2 cucchiai di semi di chia
150 ml di latte di cocco a basso contenuto di grassi
2 cucchiai di cocco grattugiato
1 cucchiaino di sciroppo d'agave
½ cucchiaino di estratto di vaniglia
cannella in polvere

1. Versate tutti gli ingredienti in un frullatore e azionatelo.
2. Trasferite la crema in una ciotola e lasciatela in frigorifero, coperta, per 1-2 ore.
3. Spolverizzate la crema con un po' di cannella e gustatela.

Crumble alla parigina

Ecco una ricetta sana a golosa che potete gustare a piacere durante la fase Booster – e anche per tutto il resto del programma. È un piatto vegano che utilizza margarina non idrogenata, con una copertura croccante e briciolosa priva di glutine, fatta in casa. Lo potete servire come dessert in un pranzo in famiglia, ma grazie al basso contenuto di zucchero potete gustarlo anche come parte della vostra colazione. Per misurare la quantità di frutta potete usare una tazza capiente: complessivamente ve ne servono circa 400 grammi, ma anche se non seguite alla lettera le indicazioni il risultato avrà sempre un sapore eccellente. Gustate il crumble da solo o con del gelato alla vaniglia fatto in casa (ovviamente vegano).

Dosi per 4-6 persone (una pirofila di 20 x 30 cm)
Preparazione 1 ora

6-8 tazze di frutti di bosco misti, freschi o congelati, e ananas fresco o congelato (o altra frutta che trovate in cucina)
3 cucchiai di farina senza glutine o maizena (facoltativa)
3 cucchiai di zucchero integrale di canna (facoltativo)

La mia copertura croccante senza glutine
150 g di farina d'avena senza glutine
(o qualsiasi altra farina senza glutine, come riso o quinoa)
100 g di farina di mandorle
50 g di farina di grano saraceno
50 g di semi di lino sminuzzati
50 g di fiocchi d'avena
la scorza grattugiata di 1 arancia biologica
6-8 cucchiai di margarina non idrogenata
4 cucchiai di zucchero di canna
½ cucchiaino di noce moscata
¼ di cucchiaino di sale marino

1. Portate il forno a 180 °C.
2. Nel frattempo, in una ciotola capiente riunite tutti gli ingredienti per la copertura croccante, quindi mescolate bene usando la punta delle dita, fino a quando otterrete un composto della consistenza di grosse briciole. Avete così preparato la copertura per il dolce.
3. Se utilizzate frutta molto ricca di succo, mescolatela con la farina senza glutine o la maizena e distribuite il ricavato sulla base di una pirofila (non c'è bisogno di ungere o infarinare la pirofila prima dell'uso). Se la frutta è più asciutta evitate la farina o la maizena.

4. Coprite la frutta con il composto del crumble e unite lo zucchero, se volete, per rendere più intenso il colore dorato di questa ricetta.

5. Fate cuocere in forno per 35-40 minuti, fino a quando la frutta inizia a «fare le bolle» (per usare l'espressione di un bambino che mi ha vista mentre preparavo questa ricetta).

6. Togliete dal forno e fate raffreddare per 15 minuti prima di servire.

Boost pancia piatta

La menta fresca viene utilizzata da centinaia di anni in Nord Africa e nell'Europa meridionale per le sue proprietà digestive. Questo boost è un prodotto eccellente per favorire la digestione e alleviare il senso di gonfiore.

Dosi per 1 persona
Preparazione 5 minuti

180 ml di Latte di mandorle (p. 184) o un prodotto pronto biologico di buona qualità
2 rametti di menta fresca
un pizzico di tè verde matcha in polvere
1 bustina di stevia o 1 cucchiaino di sciroppo d'agave
3 cubetti di ghiaccio

1. Riunite tutti gli ingredienti nel frullatore con 3 cubetti di ghiaccio e frullateli.

2. Versate in un bicchiere e bevete immediatamente.

Budino di semi di chia crudi

Per questa ricetta potete scegliere tra una vasta gamma di tipi di miele, ma controllate sempre che sia grezzo e biologico. I semi di chia si trovano in vendita in tutti i negozi di alimenti macrobiotici o biologici. Non è obbligatorio utilizzare la vaniglia, ma il sapore ne trarrà beneficio. Se usate il baccello, apritelo a metà e raschiate con un coltellino i semi, che verserete poi nel frullatore insieme a tutti gli altri ingredienti. Il budino si conserva per quattro giorni, coperto, in frigorifero.

Dosi per 4 persone
Preparazione 15 minuti + 2 ore di riposo

100 g di semi di chia
125 g di anacardi
3 cucchiai di miele
1 cucchiaino di cannella in polvere
1 cucchiaino di estratto di vaniglia o 1 baccello di vaniglia
¼ di cucchiaino di noce moscata
¼ di cucchiaino di zenzero
¼ di cucchiaino di sale marino

1. Mettete tutti gli ingredienti, tranne i semi di chia, in un frullatore con 250 ml di acqua e frullateli fino a ottenere una consistenza cremosa. (Non versate i semi di chia nel frullatore perché diventerebbero una poltiglia.)
2. Distribuite i semi di chia in una ciotola e versatevi sopra la crema, mescolando delicatamente con una forchetta.
3. Coprite e fate riposare per 2 ore (non in frigorifero).
4. Trasferite la crema in piccoli contenitori individuali o *ramequins* e servitela a temperatura ambiente.

Crostata di ceci

Potete utilizzare questa ricetta per quasi tutte le basi di torte salate o dolci, dove la pasta deve essere cotta a parte prima di aggiungere la farcitura.

DOSI PER 4 PERSONE
PREPARAZIONE 1 ORA + 1 ORA E 30 MINUTI DI RIPOSO

40 g di farina di ceci
20 g di crusca d'avena biologica
1 yogurt probiotico (vegano)
1 cucchiaio colmo di olio d'oliva
un pizzico di sale

1. Setacciate la farina raccogliendola in una ciotola capiente.
2. Versate nella ciotola anche la crusca d'avena e il sale, poi unite a filo lo yogurt, incorporandolo con una spatola.
3. Versate a filo l'olio d'oliva fino a quando la pasta formerà una palla. Per questa operazione, inclinate la ciotola da un lato all'altro, usando un movimento circolare. A mano a mano che versate l'olio si formerà automaticamente la palla.
4. Fate riposare in frigorifero per almeno 1 ora.
5. Mettete la pasta tra due fogli di carta da forno (è assolutamente indispensabile, in quanto la pasta è troppo morbida e appiccicosa per stenderla direttamente) e stendetela usando un matterello.
6. Ripassatela in frigorifero e fatela raffreddare per altri 15-30 minuti. Nel frattempo, portate il forno a 200 °C.
7. Togliete il foglio di carta da forno superiore e mettete il disco con la sua base su una placca o una tortiera bassa.
8. Infornate e cuocete per 25 minuti.
9. Togliete dal forno, aggiungete la copertura o la farcitura che preferite, rimettete in forno e fate cuocere per 5-10 minuti.

Fase 4
Equilibrio

OBIETTIVI

- Perdere gli ultimi chili in eccesso.
- Stabilizzare il peso per sempre.

FATTO

Un corpo obeso o sovrappeso è acido. Un corpo sano e snello è alcalino o neutro.

LE REGOLE DELLA FASE EQUILIBRIO

- Fare una Giornata Turbo Detox alla settimana.
- Bere Sobacha (p. 90) ogni mattina.
- Bere succo di limone con acqua ogni mattina.
- Fare attenzione al pH del corpo e regolarlo seguendo un'alimentazione sana e scegliendo il giusto equilibrio tra cibi alcalinizzanti e cibi acidificanti.
- Seguire la routine di attività fisica della fase Equilibrio in base al proprio livello di fitness, incrementando la difficoltà a mano a mano che si progredisce e inserendo gli esercizi della «25ª ora» tutte le volte che è possibile. Continuare a sfidare il corpo, senza riposare sugli allori.
- Gestire lo stress con esercizi di respirazione addominale (pp. 51-52).

ORAMAI siete proiettati verso l'ultima fase. Ma prima prendetevi un istante per osservare tutti i progressi che avete fatto da quando abbiamo iniziato il nostro viaggio insieme!

Avete appreso nuove regole di alimentazione e di fitness. Conoscete ormai la differenza tra indice glicemico e carico glicemico. Siete diventati esperti a scegliere, preparare e consumare cibo gustoso senza aumentare di un grammo. Avete adottato una routine quotidiana vincente. Tutti i miei complimenti vanno alla vostra perseveranza e alla straordinaria motivazione.

Dato che state entrando nella fase Equilibrio significa che avete perso il 75% dei chili che volevate eliminare – ovviamente, possiamo stabilizzare e mantenere il vostro successo solo una volta che l'avete raggiunto – e quindi, tanto di cappello!

Prendetevi tutto il tempo che serve

Se vi gettate nella fase Equilibrio troppo presto, potete sin d'ora dire addio ai vostri risultati perché non avrete aspettato a sufficienza per stabilizzare il vostro nuovo corpo. Per contro, se iniziate questa fase troppo tardi, le motivazioni potrebbero essere già svanite. Scegliere il momento giusto è quindi fondamentale.

Rinfreschiamo un attimo la memoria. Se avete raggiunto una fase di stallo durante l'Attacco, siate pazienti e seguite i vostri intervalli di benchmark – in altre parole, convincete la vostra mente che il peso della fase di stallo è di volta in volta il vostro nuovo «peso più alto».

Ricordate di inserire sempre una GTD alla settimana e raggiungerete l'obiettivo, garantito.

Potete anche aggiungere una camminata di 30 minuti al giorno e, cosa più importante, documentate regolarmente quello che fate sul vostro blog per identificare meglio i «sabotatori della dieta», come mi piace definirli.

Dedicate la massima attenzione a non cadere ripetutamente nella trappola di concedervi un ricco spuntino con i colleghi al pomeriggio. Ricordate: due fette di torta significano che più di 800 calorie si intrufolano nel vostro organismo. E arrivate a questo punto dovreste ormai sapere che con 7.000 calorie in più si guadagna 1 chilo di grassi.

Avete seguito il mio programma alla lettera? Siete forse passati direttamente da uno stallo nella fase Attacco all'Equilibrio, senza completare la settimana Booster? Bevete regolarmente succo di limone al mattino? Bevete anche il Sobacha? In breve, fatevi qualche domanda in tutta onestà, e rapidamente scoprirete i colpevoli, li eliminerete e ritornerete sulla strada giusta.

Se non siete ancora riuscite a perdere il 75% del peso che avete programmato, vi impongo di dare il calcio d'avvio al dimagrimento con una fase Booster, prima di tornare alle settimane di Attacco. Passate all'Equilibrio solo quando avete perso il 75% del peso che vi siete prefissate all'inizio.

Equilibrio per tutta la vita

Siete riusciti a raggiungere il vostro obiettivo del 75%: bravi! Adesso è il momento di far partire la fase Equilibrio.

Qual è lo scopo di stabilizzare il vostro nuovo peso? Dopo tutto, abbiamo già trascorso insieme qualche settimana (o qualche mese) e vi sentite di sicuro più leggeri e pieni di energia. Potreste pensare che siete soddisfatti così, che potremmo tranquillamente finire qui il nostro percorso e apprezzare il nuovo corpo.

Sono la prima a riconoscere che è sicuramente una grandissima tentazione dire a noi stessi che va tutto bene, che l'obiettivo è stato raggiunto e possiamo farcela da soli. Però, se la maggior parte dei tentativi di dimagrire finisce in un fallimento – dove recuperiamo tutto il peso perduto o, peggio ancora, qualche chilo in più – dipende molto spesso dal fatto che non ci prendiamo il tempo di consolidare la perdita di peso. (E preferisco tralasciare il fatto che alcune diete sono pericolose o semplicemente poco efficaci.)

Sulla base di quanto dimostrato da numerosi studi, ho progettato la dieta LeBootCamp in modo da inserire una fase Equilibrio che duri almeno quanto la fase Attacco, e che poi potrete adottare in modo permanente, facendola diventare parte integrante della vostra nuova vita.

Perché così tanto a lungo? Semplicemente per farvi abituare al vostro nuovo corpo, lasciandogli tutto il tempo di trasformarsi nel vostro «nuovo io» permanente, e così toglervi ogni tentazione di ritornare al corpo «di prima». L'unico modo per raggiungere questo obiettivo è imparare a mantenere il peso acquisito.

Questa fase ha anche un altro scopo: aiutarvi a individuare i piccoli problemi che potreste ancora incontrare. Ecco perché dico che la fase Equilibrio è quella in cui perderete il restante 25% del peso in eccesso.

Perché imparare a mantenere il peso?

L'importanza di imparare a mantenere il peso è stata dimostrata oltre ogni dubbio. Uno studio su vasta scala condotto da alcuni ricercatori della Penn State University (pubblicato sull'*American Journal of Preventive Medicine*) ha raggiunto la conclusione che riprendere i chili persi dopo una dieta non è inevitabile, dato che ora sappiamo come stabilizzare per sempre il peso.

Cosa ancor più significativa, questo studio ha rivelato che i metodi indispensabili per evitare di riprendere peso *non* sono gli stessi di quelli usati per perderlo in precedenza. In base al coordinatore della ricerca, il professor Christopher Sciamanna, «perdere chili e poi stabilizzare il nuovo peso presentano notevoli somiglianze con l'amore e il matrimonio. I motivi che ti portano all'altare sono diversi da quelli che conservano il matrimonio nel tempo».

I ricercatori hanno intervistato oltre 1.100 persone che avevano perso e mai più ripreso un numero significativo di chili. Da queste interviste hanno identificato 36 tecniche per perdere peso e conservare il nuovo risultato. Quindi hanno condotto una vasta ricerca a livello nazionale, chiedendo a soggetti che avevano iniziato con un BMI superiore a 25 (ovvero sovrappeso) di indicare quali di quelle 36 tecniche fossero in assoluto le migliori.

Una delle scoperte chiave è stata che gli individui che avevano avuto successo nella dieta avevano seguito un programma di dimagrimento ben strutturato (ovvero l'opposto rispetto a pochi consigli adottati qua e là), proprio come la dieta LeBootCamp. Inoltre avevano ridotto il consumo di zucchero, non avevano mai saltato i pasti e si mantenevano in forma seguendo una filosofia di fitness facile.

Lo studio ha dimostrato che le quattro strategie vincenti per stabilizzare il nuovo peso (non necessariamente valide nella fase di dimagrimento) erano:

- Seguire un'alimentazione con un'adeguata assunzione di proteine (vegetali o animali).
- Mantenere una routine di fitness semplice ma regolare.
- Ricompensare se stessi (in modo sensato) al raggiungimento di ogni traguardo.
- Ricordare regolarmente a se stessi i motivi per cui non si vogliono riprendere i chili persi.

Vi suona familiare? È perché queste quattro strategie echeggiano i principi fondamentali della dieta LeBootCamp. Ed è per questo che potete fidarvi di me quando vi dico che il mio metodo funziona per davvero: è stato scientificamente provato.

Come abbiamo appena visto, la fase Equilibrio è fondamentale perché le tecniche necessarie per stabilizzare il peso sono diverse da quelle adottate per perderlo. Vi sto chiedendo di seguire questa fase con fiducia e fedelmente. Il vostro successo dipende dall'impegno che profonderete in questo programma. E quindi continuate a svolgere il vostro grandioso lavoro. Non abbiamo ancora finito!

Equilibrio e pH corporeo

Nel suo studio appena citato – un vero pilastro nel mondo della perdita di peso – il dottor Sciamanna conclude che la principale differenza tra le persone che, dopo una dieta, si mantengono magre per tutta la vita e quelle che invece ricadono regolarmente nel circolo vizioso dello yo-yo sta nella condizione psicologica e nel livello di motivazione.

Ecco perché il quarto concetto che esploreremo insieme, fondamentale per la fase Equilibrio, è quello di pH corporeo. Perché? Semplicemente perché un corpo acido non solo rende più difficile dimagrire, ma è un organismo costantemente stanco, senza energia né resistenza, il che indebolisce anche l'aspetto motivazionale. Uno scarso equilibrio nel pH scatena anche un rallentamento del metabolismo. Come abbiamo visto, un metabolismo sano è fondamentale per dimagrire e mantenere il nuovo peso raggiunto. E quindi dobbiamo agire sul pH per supportare una sana perdita di peso. Semplice!

Nella fase Detox abbiamo introdotto il concetto di disintossicazione/detossificazione; nella fase Attacco abbiamo appreso che gestire in modo corretto il carico glicemico di un pasto può aiutarci a limitare i picchi di insulina che ci rendono macchine accumula-grasso. Ora, nella fase Equilibrio scopriremo come gestire il nostro corpo in modo corretto ci possa aiutare a mantenerci su un cammino di dimagrimento sano e permanente.

In effetti, da quando avete iniziato questo programma, avete introdotto menu e ricette alcalinizzanti senza accorgervene!

Ora, che cosa forma il 60-70% del nostro corpo, è pura, ha un sapore neutro e un pH perfetto? L'acqua! Ed è il pH dell'acqua quello che dovrebbe essere anche il nostro. Durante tutto il mio programma si lavora sodo per avvicinarci il più possibile a questo numero ideale. E tra poco vedrete quanto è facile riuscirci.

In chimica, il pH misura l'acidità o la basicità di una soluzione. Se il pH è inferiore a 7, allora diciamo che la soluzione è acida, se è maggiore la chiamiamo basica o alcalina. L'acqua pura ha un pH molto vicino a 7, che noi definiamo anche pH neutro.

Ma perché 7 è un valore neutro? Proprio come abbiamo visto per l'indice glicemico nella fase Attacco, il calcolo del pH si basa su un valore di riferimento: quello dell'acqua pura a 25 °C.

Valore pH	Livello
0-6,9	acido
7	neutro
7,1-14	alcalino o basico

Sebbene il pH di una soluzione possa essere compreso tra 0 e 14, quando si tratta del nostro corpo l'intervallo va da 5 a 9, con una media di 7,35 (per il pH dell'urina). Anche se si può misurare il pH di sangue, organi, saliva e pelle, si rileva sempre quello dell'urina. Perché? Perché è una procedura molto semplice, non invasiva e indolore, nonché un modo alquanto preciso di avere una buona valutazione della situazione fisiologica.

Il pH dell'urina di una persona sana che si nutre in modo

corretto sarà compreso tra 6,5 e 7,5. Per illustrare ulteriormente la mia teoria, ecco due esempi estremi:

- Una persona sedentaria, obesa, che mangia solamente alimenti industriali e carne rossa avrà un pH inferiore a 7 e vicino a 5, ovvero molto acido.
- Una persona snella, sana e attiva, che segue un'alimentazione bilanciata con alimenti integrali, avrà un pH circa di 7 (neutro).

Il nostro corpo deve mantenersi a un livello di pH stabile per sopravvivere. In effetti, il valore del nostro pH condiziona un buon numero di reazioni chimiche ed enzimatiche, che permettono alle cellule di svolgere le loro funzioni. L'organismo non è così costretto a consumare energia per regolare il suo livello di acidità e può focalizzarsi su altri problemi. Numerosi ricercatori hanno dimostrato che un livello di pH ottimale permette di prevenire determinate malattie e talvolta persino di combatterle. Secondo alcuni studi, ciò riguarderebbe cancro, osteoporosi, alcune allergie, artrite e reumatismi.

Quando tutto è equilibrato ci sentiamo bene nel nostro corpo, e quindi nella mente, e siamo al massimo della nostra vitalità. La digestione, decisamente migliorata, contribuisce a mantenere un peso stabile.

Per contro, un pH acido porta all'accumulo di acidi nei tessuti, e questo provoca infiammazioni, demineralizzazione e ipertensione. A loro volta, queste condizioni possono provocare osteoporosi, reumatismi, cancro, malattie renali (dato che i reni devono lavorare il doppio per compensare l'acidità in eccesso), diabete e obesità. Purtroppo questo elenco non è esaustivo, in quanto persino un lieve cambiamento nei valori di pH può causare svariate conseguenze.

Come e quando misurare il nostro pH

È molto semplice: potete misurarlo come prima cosa al mattino, usando le apposite strisce reattive, o colorimetriche (le trovate in farmacia).

Per essere nell'intervallo di valori sano, il pH della prima urina del mattino dovrebbe essere di 6,5 o più. Dato che questo pH non è modificato da bevande, cibi, stress e così via, mi piace definirlo il pH di base. Se siete già a 7,3, state andando alla grandissima e il livello di base del pH è semplicemente perfetto. Adesso dovete fare in modo di non abbassarlo durante la giornata lasciandovi prendere la mano dallo stress e mangiando male.

Se il vostro pH di base è troppo basso (inferiore a 6,5), il vostro organismo è acido. Questo significa che dovete bere liquidi alcalinizzanti, mangiare bene e gestire lo stress, per quanto possibile. In questo modo lo avvicinerete a 7 o, ancor meglio, andrete oltre. Infatti è meglio essere leggermente alcalini, perché il corpo può diventare acido facilmente, e quindi questo ci dà più margine per rimanere su valori corretti.

La cosa migliore sarebbe misurare il pH ogni giorno, a partire da domani, al mattino (e se siete come me e vi piace fare sempre qualcosa in più, anche durante il giorno e di notte). In questo modo capirete immediatamente se il vostro pH di base è corretto, ma magari viene reso acido dallo stile di vita, o è già sbagliato all'inizio della giornata, quindi lo potete trasformare in neutro o alcalino facendo le scelte giuste.

È anche possibile che il vostro pH del mattino sia perfetto e lo rimanga per tutto il giorno. In effetti, abbiamo già trascorso insieme qualche settimana e quindi, se avete seguito il mio programma alla lettera, è molto probabile che il vostro pH sia già a livelli sani. Se è questo il vostro caso, rimanete sulla retta via!

☞ Per tenere monitorata l'evoluzione del vostro pH vi consiglio di segnarlo sul blog che state aggiornando da quando è iniziato il nostro percorso insieme.

Perché un corpo sano non può prendersi cura del proprio pH?

È una domanda che sento molto spesso, formulata da giornalisti e BootCampisti. Ma vediamo innanzitutto come il corpo regola il pH. Sono due gli organi che regolano l'equilibrio acido-base: polmoni e reni.

- **Polmoni:** se il corpo è troppo acido reagirà iperventilando. Gli ioni responsabili dell'acidosi vengono infatti trasformati in anidride carbonica (CO_2) e vapore; quando i livelli di anidride carbonica nel sangue sono troppo elevati, i polmoni iniziano a iperventilare per espellere la CO_2.
- **Reni:** quando l'iperventilazione non è sufficiente per eliminare l'anidride carbonica in eccesso, i reni intervengono ed espellono ioni idrogeno attraverso l'urina, sotto forma di ammoniaca. In questo modo l'urina assume valori acidi. Se il livello di acidità diventa tossico, i reni sono in grado di alcalinizzare il pH riassorbendo ioni bicarbonato.

Sembra che il nostro corpo sia ben equipaggiato per affrontare qualsiasi sfida legata al pH, ma il modo in cui viviamo oggigiorno – livelli elevati di stress ossidativo, un'alimentazione carente e uno stile di vita sedentario – possono far diventare i livelli di pH costantemente acidi. Pertanto dobbiamo aiutare l'organismo perché mantenga il pH corretto proprio come le nostre funzioni disintossicanti hanno bisogno di supporto a livello di pH.

Come dare slancio al pH

Problema 1: mancanza di ossigeno

Come abbiamo appena visto, il corpo utilizza la respirazione come meccanismo di difesa per equilibrare i livelli di acidità. Ma ci prendiamo veramente il tempo per respirare correttamente e introdurre tutto l'ossigeno che ci serve?

Conduciamo uno stile di vita sempre più sedentario e siamo costantemente esposti all'inquinamento. Viviamo in case e uffici dove riscaldamento e aria condizionata sono eccessivi, e con un ricambio d'aria ridotto al minimo. Questa situazione porta a una carenza di ossigeno nel nostro organismo, che a sua volta causa un aumento dell'anidride carbonica nel sangue. Il risultato? Il corpo non riesce a ventilarsi adeguatamente, e quindi non è in grado di eliminare l'acidità in modo efficace.

I livelli di stress elevati sono stati fortemente correlati a una mancanza di ossigeno, dato che una persona stressata ha la tendenza a curvarsi, comprimendo il torace e diminuendo la capacità polmonare. L'avrete certamente notato: quando siete sotto pressione, la respirazione è così superficiale che ben presto dovete inspirare profondamente. È questa una dimostrazione concreta che non avete una quantità sufficiente di ossigeno nel corpo.

Soluzione: incamerare la giusta quantità di ossigeno

Assumere la quantità corretta di ossigeno avrà un effetto enormemente positivo sul vostro pH. Usate queste tecniche semplici per eliminare l'acidosi e ridurre la sensazione di stanchezza:

- **Ventilate.** Gli esperti della salute ci consigliano di cambiare l'aria di casa per almeno 10 minuti al giorno allo scopo di eliminare gli acari della polvere e altri microrganismi presenti nei materassi. Questo accorgimento serve anche a sostituire con l'ossigeno una parte dell'anidride carbonica che voi stesse producete durante la notte. Cambiate l'aria almeno ogni mattina in tutte le stanze della vostra casa, e anche una volta di pomeriggio se lavorate a casa. Inoltre, quando aprite le finestre di mattina sfruttate questa opportunità per fare due minuti di intensa respirazione addominale come abbiamo visto nella fase Detox (pp. 51-52): inspirate dalle narici mentre espandete l'addome e il torace, poi espirate dalla bocca mentre contraete l'addome e svuotate il più possibile i polmoni. Se volete riscontrare l'efficacia di questa tecnica, mettetevi in una stanza non aerata e scoprirete quanto vi sentite esauste all'ora di pranzo. Poi uscite – camminata a passo rapido, corsa, jogging, avendo cura di inspirare ed espirare a pieni polmoni – e dopo appena 10 minuti noterete il miracolo: l'energia è tornata! Incredibile come basti poco per ripristinare l'equilibrio del pH.

- **Fate più movimento.** Oltre all'attività fisica regolare che dovete svolgere per essere sane, trovate il tempo per una camminata giornaliera. Ricordate i famosi 30 minuti a stomaco vuoto? Continuate a farli, rendendoli una sana abitudine per tutta la vita!
- **Diventate più alti.** Adottate una postura corretta quando siete seduti alla scrivania, state guidando o mangiando, e persino mentre camminate. Rimanete ben eretti e inclinate leggermente le spalle e il collo all'indietro, allargando la parte superiore del corpo mentre stringete le scapole. Questa postura non solo proteggerà la schiena e vi aiuterà a migliorare la capacità polmonare, ma aumenterà anche il senso di sicurezza.
- **Immergetevi nella natura.** Sfruttate il fine settimana per andare con la famiglia e gli amici al parco o in campagna, lontano dalla città, o almeno lontano dalle aree inquinate e dalle strade principali. Gustatevi appieno quel momento: ben lontani dal

rumore (meno stress) e con aria più pura (un toccasana per i livelli di ossigeno nell'organismo).

- **Circondatevi di natura.** È un dato di fatto: alcune piante non sono solo utilissime per ridurre il livello di inquinamento in casa, ma purificano l'aria che respirate. Catturano l'anidride carbonica durante il giorno e producono ossigeno. Anche se avete sentito che le piante rilasciano CO_2 durante la notte, ne assorbono in realtà molta di più di quanta ne cedono, e creano più ossigeno di quanto ne utilizzano. Per questo motivo, sistemate piante ovunque in casa. Alcune ricerche del programma Phyt'air (ispirato da alcune ricerche della NASA) e della Facoltà di Farmacia presso l'Università di Lille, in Francia, dimostrano che il falangio (*Chlorophytum comosum*) ha innegabili proprietà purificanti. Nell'arco di 24 ore può assorbire oltre l'86% della formaldeide e il 96% del monossido di carbonio nell'aria di una camera da letto di grandezza media, con le finestre chiuse. Rende l'aria in casa più respirabile e aiuta ad alleviare i sintomi delle allergie.

Problema 2: stress

Sappiamo già che il superlavoro, la mancanza di sonno e lo stress rallentano l'eliminazione delle scorie tossiche di origine metabolica (oltre a causare una carenza di ossigeno nel sistema respiratorio, *vedi* sopra). È stato dimostrato che questo può causare una diminuzione del pH corporeo, inducendo al contempo uno stato di acidosi.

Soluzione: tendere a una vita senza stress

Più facile a dirsi che a farsi, penserete. Anche se ci occorre comunque conservare un certo livello di stress positivo, dobbiamo ridurre lo stress negativo (o ossidativo) il più possibile, in quanto velocizza il processo di invecchiamento delle cellule, abbassando in modo notevole il pH del nostro corpo.

Ecco alcuni consigli per ottenere questo obiettivo.

- **Muovetevi.** Sappiamo che l'attività fisica aumenta l'ossigeno nell'organismo. È altresì dimostrato che fare movimento con regolarità, passeggiando nel quartiere, facendo una partita con gli amici o frequentando un corso in palestra, migliora il morale e i livelli di energia. E se considerate il fatto che bruciate calorie durante questo processo, potrete prendere due (o tre, in questo caso) piccioni con una fava.
- **Respirate.** Stress, stanchezza, pressioni... sono molte le situazioni in cui ci vorrebbe un po' di tregua. Praticate regolarmente i miei esercizi respiratori (o «respirazione yoga») per svuotare la mente e assorbire energia (pp. 51-52). Vi aiuteranno a ridurre la pressione, aumentare i livelli di ossigeno e percepire una sensazione di benessere (e quindi ottenere un pH più alto). Fateli tutte le volte che ne sentite il bisogno – meglio ancora, non aspettate nemmeno il punto di non ritorno, ma trasformate la respirazione yoga in una routine quotidiana, proprio come lavarsi i denti.

Problema 3: digestione difficoltosa

Ancora una volta il colpevole è uno stile di vita a ritmi troppo serrati. Lavoriamo sempre più lontani da dove viviamo. Accorciamo via via la pausa pranzo per finire qualche compito urgente. Mangiare per strada è una pratica comune, così come farlo alla scrivania – non ci concediamo nemmeno il tempo di spostarci in una zona separata dedicata al pranzo. Fare colazione con la famiglia è un evento così raro che dobbiamo pianificarlo – triste promemoria di quello che sono diventate le nostre mattine: una corsa contro il tempo.

Peggio ancora, non ci preoccupiamo nemmeno di masticare bene quello che mangiamo (e masticare è una parte fondamentale dell'intero processo digestivo).

Dato che non ci prendiamo il tempo necessario per mangiare come si deve, ne risentono in primo luogo le nostre capacità digestive, con il risultato di accusare stitichezza, gonfiore e gas, oltre a un accumulo di tossine che il nostro fegato fa fatica a smaltire. In una situazione simile, non sorprende affatto che il nostro organismo non abbia sufficiente energia per regolare i livelli di pH.

SOLUZIONE: *migliorare l'alimentazione, passo dopo passo*

Sicuramente è il fattore più importante per migliorare il pH, ma qualsiasi cambio a livello alimentare va apportato seguendo i propri ritmi. Non vi consiglio di stravolgere radicalmente le vostre abitudini alimentari perché sarebbe il modo migliore per sentirsi scoraggiati di fronte alla montagna di cose che andrebbero modificate tutte insieme. Fate un passo alla volta, e di sicuro vincerete questa battaglia!

Guida agli alimenti Equilibrio

Categorie alimentari	Cibi alcalinizzanti	Cibi acidificanti
Verdure e legumi	Tutti gli ortaggi verdi, crudi o cotti (asparagi, Crocifere come broccolo, cavolo e cavolo toscano; cetrioli; fagiolini; insalata in foglie); lenticchie; piselli; melanzane, carote, sedano, patate, patate dolci	La maggior parte dei legumi (tranne lenticchie e piselli), olive, mais, zucca invernale

Segue

Categorie alimentari	Cibi alcalinizzanti	Cibi acidificanti
Carne e pesce		Pesce (anche se il salmone selvaggio d'Alaska è il meno acidificante), frutti di mare, tutta la carne
Latticini e uova	Latte crudo, non pastorizzato (preferibilmente di pecora o capra); yogurt naturale, fatto in casa; fiocchi di latte; uova	Tutti gli altri latticini
Bevande	Sobacha (p. 90), tè verde, acqua; bevande alcalinizzanti LeBootCamp (pp. 292 e sgg.)	Caffè, tè nero, alcol, bibite gasate
Frutta	In pratica quasi tutta la frutta: mele, banane, datteri, uva, limoni, kiwi, meloni, arance, pesche, pere, ananas, lamponi, fragole, pomodori	Mirtilli, prugne fresche e secche, frutta in scatola e sciroppata
Frutta secca, semi, cereali e soia	Mandorle, castagne, nocciole, miglio, soia, tofu, semi di lino, semi germogliati, semi di girasole, semi di zucca	Noci brasiliane, anacardi, avena per porridge, noci, tutti i cereali
Spezie, condimenti	Aceto di mele, cannella, curry in polvere, aglio, zenzero, cipolle, erbe aromatiche, miso, senape, sale marino, tamari	Ketchup, pepe, aceto di vino
Altri alimenti	Stevia, xilitolo, alghe	Pane, pasticceria, pasta, zucchero, sucralosio, sciroppo di mais, carrube, cacao

Attenzione a non demonizzare i cibi acidificanti

Anche se consiglio sempre di ridurre gli alimenti acidificanti al minimo, è essenziale, persino fondamentale, non farsi prendere la mano fino al punto di demonizzarli. In effetti, il solo fatto di rientrare in tale categoria non trasforma un alimento in un veleno. Proprio come avviene con il cosiddetto colesterolo «buono» e «cattivo», quello che importa è trovare il giusto equilibrio tra alcalinizzanti e acidificanti.

In un'alimentazione ben equilibrata, non si dovrebbe mai escludere interi gruppi alimentari. Anche in questo caso, quindi, si tratta solo di ridurre la percentuale di alimenti acidificanti. Questa strategia sana vi aiuterà a mantenere la retta via senza diventare ossessivi nel calcolare punti, calorie e grammi; né depressi perché avete dovuto cancellare dalla vostra vita qualcuno dei vostri cibi preferiti.

Per esempio, il pane integrale è acidificante, ma dato che contiene fibre, magnesio e vitamina B_2, dovrebbe essere comunque presente in un'alimentazione sana. I prodotti a base di cereali e gli alimenti proteici, come la carne e alcuni formaggi, sono molto acidi, e per questo motivo chi segue una dieta iperproteica ha un corpo acido, un sudore acre e l'alito cattivo. Gli effetti negativi di un regime simile sul sistema renale sono stati più volte dimostrati.

Potreste essere sorprese nel trovare il limone nella lista di alimenti alcalinizzanti. *Al di fuori del corpo umano*, il limone è acido (pH sotto 7). Ovvio, è un agrume! *All'interno del corpo*, tuttavia, quando è stato completamente metabolizzato e i suoi minerali sono entrati nel flusso sanguigno, ha un effetto alcalinizzante, e pertanto alza il pH. Noterete che ci sono alcuni alimenti acidificanti che vi chiedo di limitare qui, ma che potete tranquillamente consumare nelle fasi Detox e Attacco. Ancora una volta, è tutta una questione di equilibrio.

L'equilibrio ideale

Il pasto ideale dovrebbe essere composto da due terzi di cibi alcalinizzanti e un terzo acidificanti. Intendiamoci bene: non vi sto chiedendo di monitorare costantemente tutto quello che mangiate per raggiungere l'equilibrio perfetto. Diventerebbe controproducente e una notevole fonte di ansia (che stiamo cercando di evitare!). Trovare questo equilibrio diventerà più facile quando avrete inserito per qualche giorno sempre più alimenti alcalinizzanti nella vostra alimentazione.

Prendetevi tutto il tempo necessario per dare un'occhiata al vostro piatto, a quelli dei vostri amici e persino ai carrelli in coda alla cassa del supermercato, che è la cosa più rivelatrice in assoluto. Noterete che di solito la nostra proporzione è diametralmente opposta, ovvero con un terzo di alimenti alcalinizzanti e due terzi acidificanti.

Insieme ribalteremo questa tendenza. I menu e le ricette della fase Equilibrio sono pensati appositamente per aiutare il vostro corpo a raggiungere l'equilibrio acido-base corretto.

Cinque passi per un'alimentazione sana e alcalina

Oltre a mirare al giusto equilibrio tra alimenti acidificanti e alcalinizzanti, ci sono alcune abitudini alimentari che potete adottare per migliorare la vostra alimentazione. Seguite queste linee guida per tutta la vita, e contribuirete anche a equilibrare il vostro pH.

Fate attenzione al sale

Il sale viene utilizzato a piene mani nei piatti pronti per enfatizzarne il sapore. È davvero facilissimo consumarne troppo, abitudine che può causare un pH acido, problemi cardiovascolari, ritenzione idrica e così via. Limitate quindi il consumo di sale e regolatelo solo prima di servire in tavola o di mangiare.

Non lasciate il salino sul tavolo, ma tenetelo lontano dal piatto e fuori portata. Erbe aromatiche, spezie e altri aromi rappresentano dei sostituti ideali perché sollecitano le papille gustative senza aggiungere calorie, senza sodio e, di conseguenza, senza alcun impatto sulla salute.

Aumentate progressivamente il crudo

Quante verdure crude avete consumato nell'ultima settimana? Inserite frutta e verdura crude nei vostri pasti il più spesso possibile, aumentandone progressivamente quantità e frequenza. Quando mi sposto dalla Francia all'Inghilterra, incontro spesso BootCampisti che lamentano come mangiare verdure crude li faccia sentire gonfi, la pancia fastidiosamente tesa dal gas intestinale. Ora, situazioni simili si verificano quando i prodotti crudi vengono consumati irregolarmente. Per evitare il senso di gonfiore, i dolori e i crampi addominali è fondamentale modificare un po' alla volta le proprie abitudini. Proprio come chi segue un regime vegano soffrirebbe di mal di stomaco se passasse nell'arco di poche ore a un'alimentazione carnivora, così succederebbe a chi normalmente mangia pochissimi alimenti crudi e di punto in bianco se ne abbuffasse.

Iniziate quindi con una portata al giorno, poi due e quindi tre, e in seguito di più ancora, seguendo il ritmo che preferite, in modo che il vostro corpo abbia tutto il tempo di abituarsi a questo nuovo modo di mangiare.

Se prima di iniziare il nostro programma quasi ignoravate frutta e verdura crude, vi serviranno circa sei settimane per raggiungere il livello ottimale di consumo senza provare dolori o gonfiore. Se invece erano già parte della vostra alimentazione, avrete bisogno di meno tempo per abituarvi ad aumentarne le dosi. Il mio obiettivo sono otto porzioni al giorno di alimenti crudi: sei di ortaggi a foglia verde scuro, Crocifere e verdure ricche di zolfo, come i carciofi; due di frutti di bosco e agrumi.

Evitate i cibi pronti e raffinati

Grazie all'industria alimentare e ai suoi colossali budget di marketing, consumiamo sempre più prodotti raffinati (piatti pronti, torte, biscotti, bibite gasate, pane bianco, riso brillato, pasta non integrale e così via). Ma tutti questi cibi sono stati sottoposti a così tante fasi di lavorazione da avere un impatto negativo sul pH del nostro corpo.

La maggior parte dei cereali per la colazione contiene una quantità così alta di zucchero da non essere più alimenti sani. Una colazione classica che preveda spremuta d'arancia confezionata, una ciotola di cereali e latte (contenenti lattosio, ovvero uno zucchero) rappresenta una superbomba sin dall'inizio della giornata. Esaminate quindi le vostre scelte: optate per alimenti integrali e alternate quelli glucidici (pane, riso, pasta, grano saraceno, quinoa) ai legumi (lenticchie, ceci, edamame), che sono tutti ricchi di sostanze alcalinizzanti, fibre e minerali.

Mangiate verdura

L'assunzione di proteine animali è fortemente aumentata negli ultimi decenni, sostituendo proteine vegetali ben più sane. Una tendenza chiara, se pensate che in genere pianifichiamo un pasto pensando a quello che si abbina meglio con la carne o il pesce, invece del contrario. Perché allora non iniziare scegliendo le verdure e i cereali integrali che costituiranno la *base* del pasto e solo poi decidere se c'è bisogno di aggiungere anche proteine animali? Se il vostro pasto comprende già verdure e cereali integrali, come riso o grano saraceno, potete aggiungere tofu o legumi come contorno per raggiungere l'equilibrio ideale di proteine vegetali.

Fate porzioni corrette

Ricordatevi qual è la dimensione di una porzione, soprattutto quando si tratta di proteine animali (pp. 75-76).

La Top Ten dei modi per alcalinizzare l'alimentazione

1. Scorza di limone. Facile da aggiungere alle macedonie e altri piatti fatti in casa. Scegliete agrumi biologici e non trattati con la cera, così da non ingerire pesticidi e altre sostanze chimiche.

2. Nocciole. Ormai conoscete la mia ricetta per il Latte di nocciole (p. 94) della fase Detox. La notizia fantastica è che questo frutto è anche meraviglioso per regolare il pH. Le nocciole sono molto energetiche, quindi non mangiatene più di 15 per uno spuntino, abbinandole a un altro frutto come la mela.

3. Avocado. Scordatevi di servire l'avocado con la maionese perché risulterebbe troppo ricco, ma gustate mezzo avocado in un sandwich vegetariano o in una Tortilla di avocado e salmone (p. 110).

4. Frutta a ogni pasto. Avete già iniziato la vostra giornata con succo di limone fresco. Ora potete aggiungere anche una banana per colazione, preparare una macedonia colorata per pranzo e terminare la cena con un Crumble alla parigina, cioè ai frutti di bosco (p. 229).

5. Verdure in primo piano. Carciofi al vapore con Soyannaise (p. 106), melanzane al gratin, broccoli al vapore con olio d'oliva e sale marino, insalata di cavolo rosso o purea di patate dolci sono piatti molto semplici che vi aiuteranno ad alcalinizzare il pH, quindi non devono essere relegati al margine della scena.

Se utilizzate verdure surgelate al naturale velocizzerete il processo di preparazione e cottura e le avrete a disposizione durante tutto l'arco dell'anno.

6. Semi e cereali germogliati. I germogli sono fortemente alcalinizzanti e si trovano sempre più di frequente in commercio. Aggiungete qualche germoglio alle vostre insalate e il gioco è fatto. Se invece preferite farli in casa, esiste un metodo semplice e senza particolari strumenti (anche se nei negozi di prodotti naturali o su internet si possono trovare speciali cestelli per far germogliare i semi o i cereali). Iniziate con lenticchie, quinoa o alfa-alfa (erba medica). Mettete i semi o i cereali in un setaccio, sopra il lavello della cucina. Ogni volta che passate per la cucina bagnateli. Dopo qualche giorno (o qualche ora, per la quinoa) avrete il piacere di vedere i germogli spuntare.

7. Cipolle, scalogni, aglio ed erbe aromatiche. Facili da reperire durante tutto l'anno, daranno sapore ai piatti alcalinizzando al contempo il vostro pH. Fate cuocere una testa d'aglio in forno e servitela con pollo arrosto o zucchine al gratin – è deliziosa! Aggiungete gli scalogni a una vinaigrette e unite erbe profumate a una semplice insalata per alzare il livello culinario. Profumate una purea di cavolfiore con erba cipollina, una ratatouille o un altro misto di verdure con il rosmarino, un gratin di patate con una foglia di alloro: darete un tocco chic a piatti «normali».

8. Soia e tofu. Sostituendo il latte vaccino con latte di soia, rimarrete sorprese nel sentire che sapore delizioso assumono i piatti. Marinate dei dadini di tofu compatto in una salsa composta in parti uguali da olio d'oliva, salsa di soia a ridotto contenuto di sodio, senape di Digione e aceto balsamico, quindi friggeteli: vi garantisco che faranno impazzire anche i bambini. «Quando mi fai il tuo tofu alla senape di Digione?» è una domanda ricorrente di mio figlio adolescente. I fagioli edamame sono eccellenti come antipasto e snack, secondo un'usanza dei ristoranti giapponesi.

9. Cannella e miele. Che bontà! Qualche goccia di miele su un dadino di mela, con una spolverata di cannella, o un po' di yogurt di latte di cocco con la cannella sono vere delizie! Scegliete miele biologico e, se potete, preferite il tipo grezzo (evitate il miele scaldato a temperature molto elevate), meglio ancora se a chilometro zero.

10. Patate e lenticchie. Pensavate forse che per perdere peso avreste dovuto bandire le patate dalla vostra tavola? Ma proprio no! Esattamente come avviene con i limoni, anche le patate sono acide all'esterno del corpo, ma alcaline se ingerite (quelle cotte al forno con la buccia sono quelle più alcaline; persino le patatine fritte, se fatte in casa, sono leggermente alcaline, mentre quasi tutte quelle vendute pronte confezionate, tipo le classiche chips, sono acidificanti). Inoltre sono ricche di potassio e calcio.

Ora, non sto dicendo che dovreste infilarli in ogni pasto, ma se amate questi tuberi, consumateli pure: gialli e bianchi, ma anche viola, blu e rossi. Provatene tipi diversi per scoprire nuovi gusti e ricavarne il massimo potere antiossidante (le patate rosse e quelle blu hanno i livelli più elevati). Fate lo stesso con le lenticchie e assaggiate non solo le varietà classiche verdi o marroni, ma anche quelle color corallo, rosse, bianche, in insalate tiepide o zuppe all'indiana. La scelta è infinita, proprio come il cielo.

Il fitness per stabilizzare la perdita di peso

DURANTE la fase Attacco avete imparato a diversificare la nostra routine di esercizio con gli sport e le lezioni più vari, per esempio zumba, aquabike, tae bo, kickboxing, bokwa, pilates, yogalates e così via. La varietà fa meraviglie quando si cerca di perdere peso.

Durante la fase Equilibrio, invece, dovreste individuare quello che funziona meglio per voi e rimanervi fedeli. Alcune ricerche hanno infatti dimostrato che non si dovrebbe modificare e interrompere il programma di esercizi con qualcosa di nuovo tutte le settimane. È dunque arrivato il momento delle scelte, di stabilire una routine regolare e piacevole che diventi parte integrante del vostro stile di vita. Ovviamente non c'è nulla di male nel voler provare nuovi sport o esercizi di tanto in tanto, ma non con lo stesso atteggiamento farfallone che potreste avere assunto quando eravate nella fase Attacco.

Per conservare la vostra nuova silhouette, e magari migliorarla ancora, metteremo in campo un regime fitness a tutto tondo, che vi manterrà ben motivati. Stabilite il vostro livello di preparazione (iniziale, intermedio, avanzato) e impegnatevi a seguire con costanza il programma di esercizi. È davvero molto facile trovare «buone» scuse per tralasciare l'attività fisica: dovete andare a prendere i bambini a scuola; ormai avete raggiunto il peso ideale per voi e riuscite a infilarvi in abiti della taglia sognata; siete troppo impegnati con il lavoro; il capo vi ha imposto tempi troppo stretti per un nuovo progetto; arrivate a casa troppo tardi o uscite troppo presto al mattino...

Sembra che abbiamo sempre troppe cose da fare e non riusciamo mai a metterci in cima alla lista delle priorità. Per essere in grado di amare e prenderci cura degli altri, è fondamentale però prenderci cura di noi stessi. Vi assicuro che una buona dose di amore per sé avrà un effetto incredibile. Quindi basta scuse, ritagliatevi un po' di tempo per voi. Certo, potreste trovare seccante sentirvi dire: «Volere è potere», ma è la verità! Sicuramente sarà più semplice per qualcuno rispetto a qualcun altro, ma c'è sempre il modo di fare «qualcosa».

Altri quattro esercizi della «25ª ora»

Avete già visto nella fase Detox che i miei esercizi della «25ª ora» (pp. 58-63) rappresentano una routine facile, leggera, che potete adottare anche con ritmi di vita molto intensi, senza nemmeno sudare. Ne abbiamo già imparato alcuni, cui ne aggiungiamo altri quattro.

L'omino rosso

State aspettando di attraversare la strada? Non sprecate questi attimi preziosi! Rimanendo ben eretti, spostate tutto il peso sulla gamba destra, piegando leggermente la sinistra e appoggiandovi sulle dita del piede sinistro. Spingete discretamente verso il basso il tallone sinistro mentre contraete i glutei. Ripetete fino a quando sentite un bruciore, quindi invertite le gambe. Se non avete tempo di lavorare sulla seconda gamba, rimandate al semaforo rosso seguente.

Il segreto del «Moulin Rouge»

Glutei sodi? A svelarmi il suo segreto è stata una mia amica, ex ballerina del celebre *Moulin Rouge* di Parigi. Queste artiste devono sempre mostrare sul palcoscenico un «lato B» perfettamente sodo, quindi lei non stava mai seduta senza contrarre i glutei. La sua teoria non è scientificamente provata (lo dico per evitare eventuali critiche da parte di professionisti del fitness), ma lei sostiene che se non facciamo questo esercizio quando teniamo il sedere sulla sedia, poi ce lo ritroveremo cadente – ed è proprio quello che non vogliamo, giusto?

Adduttori d'acciaio

Gli adduttori sono i muscoli che si trovano lungo l'interno coscia, e sapete quanto sia duro renderli tonici. Proprio non mi piace vedere questa parte del corpo floscia, quindi ho inventato questo esercizio semplice che potete fare anche a letto. Sdraiati sulla schiena, tenete le braccia lungo il corpo e le gambe ben tese in avanti e unite. Aprite e chiudete le gambe il più velocemente possibile, puntando le dita dei piedi in avanti. Impegnatevi di più nel movimento di chiusura per far lavorare davvero gli adduttori. Immaginate di stringere una grossa palla mentre riavvicinate le gambe. L'obiettivo sono 50 ripetizioni dell'esercizio al giorno per avere risultati visibili dopo un mese.

Braccia forti

Per rinforzare la parte superiore delle braccia, tenete una bottiglia di acqua (piena) in una mano, con la palma verso l'alto e il gomito contro il fianco, quindi stendete l'avambraccio dinanzi a voi, parallelo al pavimento. Mantenete la schiena diritta. Senza muovere il gomito abbassate la bottiglia e quindi sollevatela di nuovo. Non distendete troppo il braccio per evitare lesioni al gomito. Ripetete 20 volte e cambiate braccio.

Tre programmi fitness per la fase Equilibrio

Questi programmi sono pensati per tre livelli progressivi di difficoltà: iniziale, intermedio, avanzato. Se partite dal primo livello, mantenete un ritmo intenso e passate subito al secondo non appena notate che quella routine non vi risulta più impegnativa. Nell'arco di pochi mesi scolpirete il vostro corpo passando fino al livello avanzato.

Le camminate di un'ora possono essere spezzettate in più intervalli nel corso della giornata, se vi è più facile organizzarvi così anziché fare un'ora filata.

I programmi sono poi seguiti da una selezione di esercizi: potete variare il programma scambiando un esercizio con un altro simile che trovate in questo libro (per esempio, potete provare Gambe da gazzella (p. 160) al posto del Leg balancer (p. 276), ma attenetevi alla stessa durata per ogni giorno.

Continuate anche a inserire il maggior numero possibile di esercizi della «25ª ora».

Livello iniziale

Lunedì. Butterfly per addominali (50 ripetizioni) + camminata di 30 minuti (andate per boschi, nel parco, lungo il fiume o sulla spiaggia) + Metaboost n. 1 per 5 minuti.

Martedì. Camminata di 30 minuti a stomaco vuoto e passo costante + Balancer (50 ripetizioni) + camminata di 30 minuti + Metaboost n. 1 per 5 minuti.

Mercoledì. Camminata di 30 minuti a stomaco vuoto e passo costante + Butterfly per addominali (50 ripetizioni) + camminata di 30 minuti + Metaboost n. 1 per 5 minuti + 20 minuti di esercizi fitness (come zumba, body pump, strength training, Nuoto a cagnolino).

Giovedì. Camminata di 30 minuti a stomaco vuoto e passo costante + Balancer (50 ripetizioni) + camminata di 30 minuti + Metaboost n. 1 per 5 minuti.

Venerdì. Camminata di 30 minuti a stomaco vuoto e passo costante + Butterfly per addominali (50 ripetizioni) + camminata di 30 minuti + Metaboost n. 1 per 5 minuti + 20 minuti di esercizi fitness, come sopra.

Sabato. Camminata di 30 minuti a stomaco vuoto e passo costante + Balancer o Butterfly per addominali (50 ripetizioni) + camminata di 30 minuti (chi l'ha detto che fare shopping non è un'attività sportiva?) + 1 sessione di esercizi cardio (pedalata con gli amici, per esempio) + Metaboost n. 1 per 5 minuti.

Domenica. Camminata di 30 minuti a stomaco vuoto e passo costante + Balancer o Butterfly per addominali (50 ripetizioni) + camminata di 30 minuti + Metaboost n. 1 per 5 minuti + 30 minuti di esercizi fitness, come sopra.

Livello intermedio

Lunedì. Camminata di 30 minuti a stomaco vuoto e di buon passo + Butterfly per addominali (100 ripetizioni) + camminata di 1 ora + Balancer (100 ripetizioni) + 20 minuti di esercizi tonificanti: Piegamenti alla parete, Tricipiti a 45°, Leg balancer, Nuoto a cagnolino.

Martedì. Camminata di 30 minuti a stomaco vuoto e di buon passo + Balancer (100 ripetizioni) + camminata di 1 ora + Butterfly per addominali (100 ripetizioni) + Metaboost n. 2 per 10 minuti.

Mercoledì. Camminata di 30 minuti a stomaco vuoto e di buon passo + Butterfly per addominali (100 ripetizioni) + camminata di 1 ora + Balancer (100 ripetizioni) + Metaboost n. 2 per 10 minuti.

Giovedì. Camminata di 30 minuti a stomaco vuoto e di buon passo + Balancer (100 ripetizioni) + camminata di 1 ora + Butterfly per addominali (100 ripetizioni) + Metaboost n. 2 per 10 minuti.

Venerdì. Camminata di 30 minuti a stomaco vuoto e di buon passo + Butterfly per addominali (100 ripetizioni) + camminata di 1 ora + Balancer (100 ripetizioni) + Metaboost n. 2 per 10 minuti.

Sabato. Camminata di 30 minuti a stomaco vuoto e di buon passo + Butterfly per addominali o Balancer (200 ripetizioni) + camminata di 1 ora (vale anche lo shopping) + 1 sessione di esercizi cardio (lunga pedalata con la famiglia o gli amici, esercizi di spinning, corsa) + Metaboost n. 2 per 10 minuti.

Domenica. Camminata di 30 minuti a stomaco vuoto e di buon passo + Butterfly per addominali o Balancer (200 ripetizioni) + camminata di 1 ora (andate per boschi, nel parco, lungo il fiume o sulla spiaggia) + 20 minuti di esercizi fitness, a scelta.

Livello avanzato

Lunedì. Camminata di 45 minuti a stomaco vuoto e di buon passo + Butterfly per addominali (150 ripetizioni) + Piegamenti alla parete (20 ripetizioni) + camminata di 1 ora + Balancer (100 ripetizioni) + 20 minuti di esercizi tonificanti e fitness: Piegamenti alla parete, Tricipiti a 45°, Leg balancer, Martello Vendetta.

Martedì. Camminata di 45 minuti a stomaco vuoto e di buon passo + Balancer (150 ripetizioni) + Piegamenti alla parete (20 ripetizioni) + camminata di 1 ora + Butterfly per addominali (100 ripetizioni) + Metaboost n. 3 per 15 minuti + 1 sessione di esercizi cardio.

Mercoledì. Camminata di 45 minuti a stomaco vuoto e di buon passo + Butterfly per addominali (150 ripetizioni) + Piegamenti alla parete (20 ripetizioni) + camminata di 1 ora + Balancer (100 ripetizioni) + 20 minuti di esercizi tonificanti e fitness: Tricipiti a presa inversa, Leg balancer, Martello Vendetta + Metaboost n. 3 per 15 minuti.

Giovedì. Camminata di 45 minuti a stomaco vuoto e di buon passo + Balancer (150 ripetizioni) + Piegamenti alla parete (20 ripetizioni) + camminata di 1 ora + Butterfly per addominali (100 ripetizioni) + Metaboost n. 3 per 15 minuti.

Venerdì. Camminata di 45 minuti a stomaco vuoto e di buon passo + Butterfly per addominali (150 ripetizioni) + Piegamenti alla parete (20 ripetizioni) + camminata di 1 ora + Metaboost n. 3 per 15 minuti + Balancer (100 ripetizioni) + 1 sessione di esercizi cardio (zumba o corsa).

Sabato. Camminata di 45 minuti a stomaco vuoto e di buon passo + Balancer (250 ripetizioni) + Piegamenti alla parete (20 ripetizioni) + camminata di 1 ora (vale anche andare per negozi) + 1 sessione di esercizi cardio (lunga pedalata con la famiglia o gli amici) + Metaboost n. 3 per 15 minuti.

Domenica. Camminata di 45 minuti a stomaco vuoto e di buon passo + Butterfly per addominali o Balancer (250 ripetizioni) + camminata di 1 ora (escursione) + 20 minuti di esercizi fitness, a scelta.

Esercizi per gli addominali

Butterfly per addominali

Questo esercizio vi fa lavorare sugli addominali più profondi e vi garantisce pancia piatta e sexy. Fatelo in base al vostro programma fitness e, se avete tempo, anche più di quattro volte a settimana. Più lo ripetete, meglio è!

- Sdraiati su un materassino fitness o un tappeto, portate le gambe a forma di rombo, con le piante dei piedi che si toccano. Non preoccupatevi se all'inizio non siete molto flessibili: a mano a mano che ripeterete l'esercizio, le ginocchia toccheranno il pavimento, creando una butterfly perfetta.
- Portate le mani sotto la nuca. Inspirate dal naso.
- Sollevate il busto di circa 10 cm mentre espirate attraverso la bocca (senza sforzare).
- Abbassate il busto ritornando alla posizione di partenza mentre inspirate, poi espirate di nuovo risollevando il busto.
- Ripetete 25 volte e, a mano a mano che progredite, aumentate le ripetizioni fino a 50. Sì, ce la potete fare!

☞ Non spingete la testa in avanti con le mani, perché esporreste il collo al rischio di lesioni. Lo scopo delle mani sulla nuca è solo di mantenere la testa allineata alla schiena e alle spalle. Non vorrete curvare la schiena come se fosse il guscio di una tartaruga!

Balancer

Per coloro che vogliono una vera sfida per gli addominali profondi, ecco l'arma migliore. Il Balancer, o bilanciamento, è un esercizio «funzionale» perché utilizza il peso del corpo (ma è ammessa anche una leggera spinta nella giusta direzione con una fitball) per rafforzare i muscoli. Con questo esercizio dovete assolutamente mantenere l'equilibrio.

Potete farlo ovunque: in salotto, quando ci sono le pause pubblicitarie alla TV; al mattino durante la vostra camminata quotidiana; alla sera prima di andare a letto. Siete voi il capo! Vi consiglio di ripeterlo una volta al giorno (il che significa fare gli straordinari, se il vostro programma non lo specifica). Ci vogliono appena 2 minuti e i risultati sono visibili quasi immediatamente.

- Se le vostre ginocchia sono fragili come le mie, vi consiglio di inginocchiarvi su una superficie morbida come un materassino fitness, due teli da mare, un tappeto o un tappetino.
- Mettete la schiena ben diritta.
- Prendete una fitball o una bottiglia piena di acqua e tenetela davanti a voi con le braccia leggermente piegate.
- Contraendo lo stomaco, e mantenendo le braccia appena appena piegate per non mettere sotto pressione i gomiti, eseguite un movimento per bilanciarvi (un movimento semicircolare, senza mai sollevare le mani sopra la testa): spostatevi dal lato destro verso sinistra, muovendovi verso l'alto, poi ritornate alla posizione di partenza, muovendovi verso il basso. Il percorso di ritorno conta come un movimento.

Livello iniziale: 1 chilo di pesi; 3 sequenze di 10 semicerchi, 15 secondi di riposo tra le sequenze.

Livello intermedio: 3 chili di pesi; 3 sequenze di 30 semicerchi, 15 secondi di riposo tra le sequenze.

Livello avanzato: 6 chili di pesi; 3 sequenze di 50 semicerchi, 15 secondi di riposo tra le sequenze.

Esercizi per le braccia

Lo sapevate che la forma delle braccia ha un'importanza enorme sulla percezione che abbiamo del nostro corpo? Le braccia toniche migliorano l'aspetto generale persino in una persona bene in carne. Come per gli addominali, tonificare le braccia non richiede uno sforzo sovrumano oppure ore interminabili in palestra. Potete lavorare sui tricipiti e sui bicipiti durante tutto l'arco della giornata o semplicemente per qualche minuto, di mattina e di sera.

Dato che gli avambracci sono già sufficientemente tonici grazie alle nostre attività quotidiane, non è necessario soffermarci su di loro.

Tricipiti a 45°

I tricipiti, localizzati tra il gomito e la spalla, sul retro del braccio, sono i muscoli degli arti superiori più difficili da tonificare. Io amo questo esercizio in modo particolare perché è rapido, facile e incredibilmente efficace.

- Prendete due pesi (potete usare anche due bottiglie o due scatole di metallo, a patto che abbiano lo stesso peso) e teneteli con entrambe le mani stando in posizione eretta, con i piedi alla stessa larghezza delle spalle e gli addominali contratti.
- Piegatevi leggermente all'altezza del punto vita e formate un angolo di 45 gradi, iniziando dalla cintura. Inspirate.

- Mentre espirate posizionate le braccia in modo che la parte superiore sia allineata con il torso e i gomiti siano piegati. Questa è la posizione di partenza.
- Mentre inspirate spingete i pesi all'indietro per raddrizzare le braccia e sentire la contrazione dei tricipiti.
- Riportate le braccia nella posizione di partenza mentre espirate.

Livello iniziale: 2 chili di pesi; 3 sequenze di 20 ripetizioni, 15 secondi di riposo tra le sequenze.

Livello intermedio: 4 chili di pesi; 4 sequenze di 25 ripetizioni, 15 secondi di riposo tra le sequenze.

Livello avanzato: 6 chili di pesi; 5 sequenze di 30 ripetizioni, 15 secondi di riposo tra le sequenze.

☞ Controllate bene la postura. Non curvate o inarcate la schiena, ma tenetela il più diritta possibile mentre vi piegate in avanti. Osservate la vostra postura in uno specchio, se potete. E non scordatevi di respirare!

Piegamenti alla parete

Se volete continuare a lavorare sui tricipiti, fate 20 piegamenti alla parete ogni volta che andate in bagno. Abbiamo già imparato questo esercizio nella fase Detox, e qui lo ripassiamo.

- Mettetevi in piedi di fronte a una parete, tenendo i piedi alla distanza delle anche, abbastanza vicino per toccarla con le braccia tese, a livello degli occhi.
- Posate le palme sulla parete e piegatele all'altezza dei gomiti, così da fare 20 piegamenti rimanendo in piedi. Spingete via il

corpo dalla parete con sempre maggiore intensità, muovendovi lentamente e mantenendo il controllo. Aumentate la difficoltà di questo esercizio tenendo le dita staccate dalla parete oppure lavorando solo con un braccio alla volta.

☞ Aumentate la difficoltà di questo esercizio tenendo le dita staccate dalla parete oppure lavorando solo con un braccio alla volta.

Nuoto a cagnolino

Ripetete questo esercizio tutte le volte che andate in piscina o al mare.

- Con le pinne ai piedi, in acqua, sdraiatevi di pancia su una tavola di legno o un materassino.
- Lasciate galleggiare le gambe sulla superficie dell'acqua mentre nuotate con le braccia.

☞ Saprete che questo esercizio sta funzionando quando sentirete bruciare i tricipiti, non la parte superiore della schiena.

Tricipiti a presa inversa

Potete fare questo esercizio anche in casa, usando il divano, il letto o un sanitario in bagno che sia ben fissato, oppure al parco sfruttando una panchina. Dopo qualche settimana vi ritroverete con braccia toniche e ben formate, e potrete indossare liberamente abiti sexy e senza maniche.

- Mettetevi di schiena contro il divano o un altro supporto e appoggiatevi all'indietro le mani, alla stessa larghezza delle anche, guardando davanti. Dovreste sembrare sedute nel nulla davanti alla seduta vera del divano.
- Tenendo la schiena ben diritta, sfruttate la forza dei tricipiti per abbassare il corpo fino a quando il sedere si troverà appena sotto il livello delle ginocchia. Non lasciate che il corpo si abbassi troppo.
- Risollevate il corpo alla sua posizione originale, contraendo i tricipiti durante la salita. Non perdete la simmetria e cercate di mantenere il pieno controllo durante tutto l'esercizio.

Livello iniziale: 2 sequenze di 10 ripetizioni, 15 secondi di riposo tra le sequenze.

Livello intermedio: 2 sequenze di 25 ripetizioni, 15 secondi di riposo tra le sequenze.

Livello avanzato: 3 sequenze di 50 ripetizioni, 15 secondi di riposo tra le sequenze.

Esercizi per la cintura e la parte superiore del corpo

Martello Vendetta

Fate questo esercizio tre volte alla settimana o in base al vostro programma. Vi sarà utilissimo per eliminare lo stress (visualizzate semplicemente quello che vi provoca stress e colpitelo con forza: funziona davvero!), tonificare gli addominali e la «cintura», ovvero gli addominali del punto vita e la parte inferiore della schiena, e rinforzare i muscoli della parte superiore del corpo e delle braccia (deltoidi anteriori). Vi lascio la sorpresa di scoprire il giorno seguente in quali altri punti sentirete gli effetti dell'esercizio!

Fate questo esercizio all'aperto in modo da non colpire nulla, oppure in una stanza dove avete abbastanza spazio intorno. Procuratevi un peso piuttosto impegnativo, scegliendolo comunque in base al vostro livello di fitness e di forza nella parte inferiore del corpo; per me, per esempio, 10 chili sono sufficienti.

- Mettendovi con le gambe alla stessa larghezza delle spalle, i piedi e le loro dita puntati in avanti, le ginocchia leggermente piegate, la schiena diritta e gli addominali contratti (sì, ce la potete fare!) tenete il peso con entrambe le mani.
- Spingetelo sopra la testa, mantenendo il controllo. Non buttatelo, ma mandatelo in alto con un movimento controllato. Tenete il peso con forza in modo che non vi scivoli dalle mani. È fondamentale che schiena e addominali siano ben contratti quando fate questo esercizio, perché altrimenti potreste danneggiare la schiena.
- Ritornate alla posizione di partenza abbassando con cautela il peso.

Livello iniziale: 1 chilo di peso; 1 sequenza di 25 ripetizioni, 15 secondi di riposo.

Livello intermedio: 5 chili di peso; 2 sequenze di 25 ripetizioni, 15 secondi di riposo tra le sequenze.

Livello avanzato: 12 chili di peso; 3 sequenze di 30 ripetizioni, 15 secondi di riposo tra le sequenze.

Esercizi per le gambe

Leg balancer

Detto anche «bilanciamento gambe», questo esercizio fa lavorare i muscoli abduttori e adduttori – interno ed esterno coscia – e serve a cancellare per sempre gli odiati cuscinetti. Lo faccio con una sedia, in casa, o tutte le volte che vado ovunque ci sia una panchina. Non è necessario indossare un abbigliamento sportivo specifico.

- Mettetevi diritti in piedi e posate le mani sul punto più alto della sedia o della panchina.
- Sollevate la gamba destra e spingetela lateralmente, tendendo la punta del piede.
- Abbassate lentamente la gamba e flettete il piede, mantenendo il controllo del movimento e senza ondeggiare.
- Non posate il piede sul pavimento ma risollevate la gamba sullo stesso lato, tendendo la punta.

Livello iniziale: 2 sequenze di 25 ripetizioni per lato, 15 secondi di riposo tra le sequenze.

Livello intermedio: 2 sequenze di 50 ripetizioni per lato, 30 secondi di riposo tra le sequenze.

Livello avanzato: 3 sequenze di 100 ripetizioni per lato, 30 secondi di riposo tra le sequenze.

☞ Per rendere l'esercizio più impegnativo, non appoggiatevi alla panchina o alla sedia che state usando per mantenere l'equilibrio.

Metaboost

Per chi ha proprio poco tempo, ecco un altro modo per inserire gli esercizi nella routine quotidiana. Seguite il Metaboost specifico per il vostro livello (ovvero quelli da 5, 10 e 15 minuti) e sentitevi sempre liberi di aggiungere nuovi esercizi al vostro programma giornaliero.

Metaboost n. 1

1 minuto di marcia sul posto (*warm-up*)
1 minuto di sedute nel vuoto – senza sedia! – con le ginocchia piegate a 90°
1 minuto di Piegamenti alla parete (p. 272)
1 minuto di Butterfly per addominali (p. 269)
1 minuto di marcia sul posto (*cool-down*)

OPPURE

1 minuto di marcia sul posto (warm-up)
1 minuto di salto con la corda
1 minuto di Affondi (p. 156)
1 minuto di saltelli laterali (usate una scopa sul pavimento e saltate passandole sopra)
1 minuto di marcia sul posto (cool-down)

OPPURE

5 minuti di camminata a ritmo molto intenso per il quartiere

Metaboost n. 2

1 minuto di marcia sul posto (warm-up)
1 minuto di Jumping Jack (p. 61)
20 saltelli laterali
20 salti in lungo (saltate davanti a voi il più lontano possibile)

20 saltelli laterali (usate una scopa sul pavimento e saltate passandole sopra da destra a sinistra e viceversa)
20 sequenze di Mondo o Campana (20 saltelli su una gamba, alternando le gambe)
1 minuto di camminata a passo rapido e regolare
1 minuto di saltelli da rana
1 minuto di camminata energica (usando le braccia per pompare)
1 minuto di camminata a passo rapido e regolare
1 minuto di marcia a passo tranquillo (cool-down)

OPPURE

10 minuti di camminata a ritmo molto intenso per il quartiere

OPPURE

10 minuti di cyclette in casa

Metaboost n. 3
1 minuto di marcia sul posto (warm-up)
20 Jumping Jack (p. 61)
20 saltelli laterali
1 minuto di Piegamenti alla parete (p. 272)
1 minuto di addominali (a scelta)
1 minuto di marcia sul posto
20 Jumping Jack (p. 61)
20 saltelli laterali
1 minuto di addominali (a scelta)
1 minuto di sedute nel vuoto – senza sedia! – con le ginocchia piegate a un angolo di 90°
4 minuti di camminata a ritmo molto intenso (1 minuto a velocità normale, 1 minuto a velocità molto alta, 1 minuto a velocità normale, 1 minuto a velocità molto alta)

2 minuti di sedute nel vuoto mentre camminate (camminare, fermarsi, sedersi nel vuoto, ripetere)
1 minuto di posizione del «Saluto al sole» (in piedi sul vostro materassino fitness, sollevate le braccia sulla testa mentre inspirate, tenendo le palme delle mani unite. Espirate e chinatevi lentamente in avanti, una vertebra alla volta, fino a quando le dita delle mani toccano quelle dei piedi.)

I menu Equilibrio

PER aiutarvi a equilibrare il pH del vostro corpo, vi propongo due settimane di menu facili da seguire, con varie ricette alcalinizzanti.

Se trovate difficile realizzare qualcuno di questi piatti o reperire una parte degli ingredienti, limitatevi alle proposte che più vi piace preparare, ripetendole tutte le volte che volete. Per esempio, se vi ispira solamente uno dei miei suggerimenti di colazione, adottatelo per più giorni, a patto che poi non diventi troppo noioso (io, a dire il vero, preferisco la varietà, ma conosco molta gente che invece ama la routine). Alla fin fine, siete voi che decidete. Questa fase è più flessibile delle altre perché l'Equilibrio va mantenuto per tutta la vita.

Ricordate che anche durante la fase Equilibrio dovete inserire una Giornata Turbo Detox (pp. 127-128) alla settimana per aiutare il corpo a rimanere il più libero possibile dalle tossine. Per lo stesso motivo, se vi concedete qualche cibo troppo ricco, introducete una fase Booster per dare un nuovo calcio di inizio al dimagrimento.

GIORNO 1

Colazione

Il succo di ½ limone in 125 ml di acqua a temperatura ambiente
1 tazza di Sobacha (p. 90)
2 Crêpe di grano saraceno (p. 91) con Burro di mandorle (p. 297)
A volontà: mirtilli o frutti di bosco

Pranzo

Insalata con ½ avocado, crescione, ½ pera e 1 cucchiaio di Roquefort con Vinaigrette mimosa champagne (p. 109)
1 fetta di pane integrale con Hummus (p. 98)
A volontà: broccoli al gratin (coprire le cimette cotte al vapore con 250 ml di latte mescolato con 1 uovo sbattuto, un pizzico di noce moscata e 2 cucchiai di grana grattugiato; cuocere in forno a 180 °C per 10 minuti, fino a doratura)
2 quadretti di cioccolato (a scelta)
5 mandorle

Spuntino

1 bicchiere di Limonata alcalina (p. 292)
1 mela
3 datteri
15 nocciole

Cena

A volontà: insalata di cetrioli con Vinaigrette a scelta (pp. 107-109)
1 trancio di salmone al cartoccio (cuocere in carta da forno o alluminio leggermente unti di olio, con limone, sale, pepe, olive, pâtè di olive, olio d'oliva... usate la vostra fantasia!)
5 cucchiai di riso integrale
1 yogurt di soia

GIORNO 2

Colazione

Il succo di ½ limone in 125 ml di acqua a temperatura ambiente
1 tazza di Sobacha (p. 90)
2 Pancake di grano saraceno alle mele (p. 295)
A volontà: pompelmo rosa

Pranzo

A volontà: asparagi al vapore con Vinaigrette all'aceto balsamico (p. 107) o Soyannaise (p. 106)
Lenticchie con salsiccia di pollo alla griglia
1 ciotola di lamponi

Spuntino

1 biscotto senza glutine o una fetta di torta (non superare le 250 calorie)
A volontà: arance

Cena

Finto purè (p. 313)
1 Hamburger vegetariano (p. 312)
1 fetta di pane di segale integrale
1 mela al forno, spolverizzata di cannella

GIORNO 3

Colazione

Il succo di ½ limone in 125 ml di acqua a temperatura ambiente
1 tazza di Sobacha (p. 90)
1 Crêpe di grano saraceno (p. 91) con un po' di marmellata di fragole e una nocciolina di burro (dimensioni di un pisello)
1 Boost alcalinizzante (p. 292)

Pranzo

½ melone
1 ciotolina di Tofu fritto con senape di Digione (p. 101)
Patate novelle saltate in olio d'oliva e aglio
1 arancia

Spuntino

Smoothie di lamponi e cocco (p. 294)

Cena

2 fette di prosciutto crudo o *jamón serrano*
Zuppa di lenticchie di Pondicherry (p. 301)
1 yogurt di soia naturale con 1 cucchiaino di miele grezzo biologico e un pizzico di cannella

GIORNO 4

Colazione

Il succo di ½ limone in 125 ml di acqua a temperatura ambiente
1 tazza di Sobacha (p. 90)
1 grossa fetta di pane integrale tostato con formaggio cremoso
1 fetta di prosciutto arrosto
A volontà: macedonia di frutta di stagione spolverizzata di cannella

Pranzo

A volontà: Gazpacho di cavolo rosso (p. 302)
Petto di pollo arrosto (porzione piccola)
Melanzana al forno con Coulis di pomodoro (p. 300)
1 banana

Spuntino

1 tazza di tè verde
Zuppa di fragole e melone (p. 321)
1 banana

Cena

Insalata di soncino con semi germogliati e Vinaigrette all'aglio (p. 108)
Chili con carne (p. 316)
Macedonia di frutta fresca o frutta intera a scelta

GIORNO 5

Colazione

Il succo di ½ limone in 125 ml di acqua a temperatura ambiente
1 tazza di Sobacha (p. 90)
1 ciotolina di pappa d'avena (preparata con latte di cocco, cannella e 1 cucchiaino di miele grezzo biologico)
1 Purple boost (p. 294)

Pranzo

Hamburger vegetariano (p. 312)
Fave novelle saltate (p. 311)
1 fetta di pane integrale
A volontà: kiwi

Spuntino

1 Boost rossa delizia (p. 295)
Tapenade di olive verdi (p. 299)
1 fetta di pane integrale

Cena

Cicoria con Vinaigrette all'aglio (p. 108)
Trota al cartoccio (*vedi* Trancio di salmone, Giorno 1)
A volontà: piselli e carote
1 yogurt di soia e frutti rossi

GIORNO 6

Colazione

Il succo di ½ limone in 125 ml di acqua a temperatura ambiente
1 tazza di Sobacha (p. 90)
1 Crêpe di grano saraceno (p. 91) con 1 cucchiaio di Burro di mandorle (p. 297)
A volontà: papaya o pompelmo rosa

Pranzo

1 piccola ciotola di insalata di pasta integrale con feta
A volontà: Zucca spaghetti ai funghi (p. 310)
3 fichi secchi
3 litchi

Spuntino

Smoothie di banana e bacche rosse, preparato con Latte di nocciole (p. 94)

Cena

Porri al vapore con Vinaigrette all'aglio (p. 108)
Scaloppina di petto di tacchino (battuta per renderla sottile e cotta in forno)
Fagiolini verdi ai pomodori (cuocere i fagiolini al vapore e farli saltare in 1 cucchiaio di olio d'oliva; unire pomodori freschi, a fettine, e origano o basilico)
A volontà: Carpaccio di ananas (p. 318)

GIORNO 7

Colazione

Il succo di ½ limone in 125 ml di acqua a temperatura ambiente
1 tazza di Sobacha (p. 90)
1 Crêpe di grano saraceno (p. 91) con 1 cucchiaio di Burro di mandorle (p. 297)
1 ciotola di fiocchi di latte con mela e cannella

Pranzo

Bistecca alla griglia con cipolle caramellate (cotte in olio d'oliva)
Verdure al salto
Yogurt di soia e frutta di stagione

Spuntino

Boost pancia piatta (p. 231)

Cena

A volontà: Zuppa di piselli spezzati (p. 303)
2 fette di pane integrale
Tapenade di olive verdi (p. 299)
1 pesca
1 manciata di uvetta sultanina

GIORNO 8

Colazione

Il succo di ½ limone in 125 ml di acqua a temperatura ambiente
1 tazza di Sobacha (p. 90)
1 Crêpe di grano saraceno (p. 91) con 3 cucchiai di purea di mele senza zucchero
1 pompelmo rosa o 1 arancia

Pranzo

2 fette di pane tostato senza glutine con Hummus (p. 98)
1 grosso pomodoro maturo, affettato, con qualche goccia di olio d'oliva e foglie di basilico
A volontà: frutti di bosco
4 quadretti di cioccolato (a scelta)

Spuntino

10 mandorle
A volontà: Granita alla papaya (p. 317)

Cena

Cavolo cinese e scampi (p. 304)
1 banana

GIORNO 9

Colazione

Il succo di ½ limone in 125 ml di acqua a temperatura ambiente
1 tazza di Sobacha (p. 90)
2 uova strapazzate con 1 cucchiaio di margarina non idrogenata
1 fetta di pane integrale tostato
1 pesca

Pranzo

Pesce alla griglia a scelta con spicchi di limone
4 cucchiai di riso integrale
A volontà: fagiolini al vapore
1 ciotolina di macedonia

Spuntino

10 nocciole
5 cucchiai di Purea di mele fatta in casa (p. 82)

Cena

3 Involtini primavera con manzo (p. 315) serviti con ortaggi e menta fresca
A volontà: frutti di bosco di stagione

GIORNO 10

Colazione

Il succo di ½ limone in 125 ml di acqua a temperatura ambiente
1 tazza di Sobacha (p. 90)
1 ciotolina di muesli senza zucchero con frutti di bosco
250 ml di latte vegano

Pranzo

1 ciotolina di *kasha* (grano saraceno tostato, bollito in brodo di pollo o vegetale con una punta di coltello di burro o margarina non idrogenata)
1 Hamburger vegetariano (p. 312)
A volontà: mandarini
1 yogurt di latte di cocco

Spuntino

10 noci
4 quadretti di cioccolato (a scelta)

Cena

Barchette di belga con salmone affumicato (p. 305)
Pasta integrale condita con olio d'oliva e 1 cucchiaio di parmigiano
A volontà: pompelmo rosa o 1 arancia

GIORNO 11

Colazione

Il succo di ½ limone in 125 ml di acqua a temperatura ambiente
1 tazza di Sobacha (p. 90)
1 ciotolina di pappa di avena tostata
1 cucchiaio di miele grezzo biologico
1 cucchiaino di uvetta sultanina

Pranzo

A volontà: minestrone (fatto in casa, o acquistato di buona qualità, con poco sale)
1 fetta di prosciutto cotto in forno con il miele
1 fettina di pane tostato senza glutine
1 pera

Spuntino

1 piccola pita integrale
3 cucchiai di Babaganush (p. 298)

Cena

2 Hamburger vegetariani (p. 312)
A volontà: insalata di cetrioli a fettine con aceto di vino bianco e aneto
1 fetta di pane tostato senza glutine
1 fetta di caprino
4 prugne secche

GIORNO 12

Colazione

Il succo di ½ limone in 125 ml di acqua a temperatura ambiente
1 tazza di Sobacha (p. 90)

1 Pancake di grano saraceno alle mele (p. 295)
1 cucchiai di Hummus (p. 98)
1 arancia

Pranzo

(Mangiare fuori: indiano)
Biryani vegetariano (riso con yogurt, spezie e verdure marinate)
Palak paneer (spinaci e *paneer* - una varietà di formaggio fresco asiatico)
A volontà: macedonia di frutta

Spuntino

10 mandorle
1 banana

Cena

Piccata di pollo (p. 314)
5 cucchiai colmi di quinoa al vapore
4 quadretti di cioccolato (a scelta)

GIORNO 13

Colazione

Il succo di ½ limone in 125 ml di acqua a temperatura ambiente
1 tazza di Sobacha (p. 90)
1 croissant senza farcitura
A volontà: arance

Pranzo

Sogliola al cartoccio (*vedi* trancio di salmone, Giorno 1)
Insalata di porri al vapore con 1 cucchiaio di Vinaigrette all'aceto balsamico (p. 107)
1 fetta di formaggio caprino
1 fettina di pane integrale tostato

Spuntino

A volontà: melone
10 noci

Cena

Patate arrosto e carciofi (p. 309)
1 Hamburger vegetariano (p. 312)
4 quadretti di cioccolato (a scelta)

GIORNO 14

Colazione

Il succo di ½ limone in 125 ml di acqua a temperatura ambiente
1 tazza di Sobacha (p. 90)
4 cucchiai di fiocchi di latte mescolati con 1 cucchiaio di miele, 3 cucchiai di muesli senza zucchero e 1 pesca

Pranzo

Sandwich vegetariano (crudo o cotto, con pane integrale e 1 cucchiaio di Soyannaise, p. 106)
Cupcake di granola (p. 319)
A volontà: mele

Spuntino

1 Boost pancia piatta (p. 231)

Cena

(A tavola con ospiti)
Insalata mista con Vinaigrette all'aceto balsamico (p. 107)
Blinis di cavolo (p. 306) con filetti di salmone arrosto
Pere cotte in succo di uva spina (p. 320)

Le ricette Equilibrio

Boost alcalinizzante

Dosi per 1 persona
Preparazione 5 minuti

½ cetriolo biologico, non sbucciato
1 nashi *(pera asiatica), non sbucciata*
2 fette di zenzero pelate

1. Mettete tutti gli ingredienti nella centrifuga e azionatela.
2. Versate in un bicchiere e gustate subito

Limonata alcalina

Questa bevanda rinfrescante, naturalmente alcalinizzante, può essere preparata in anticipo in quantità abbondanti e consumata durante la giornata. Aumenterà il pH del vostro corpo, mantenendo al contempo elevati i livelli di energia. Potete anche aggiungere un po' di colore con qualche rametto di menta, fragole o cetrioli a fette e così via. Per una festa, versatela in una caraffa trasparente, con qualche fetta di arancia o pompelmo.

Dosi per 1 persona
Preparazione 2 minuti

il succo di 1 limone maturo
10 gocce di stevia liquida
250 ml di acqua leggermente gasata

1. Versate in un bicchiere il succo di limone fresco e unite l'acqua leggermente gasata.
2. Aggiungete la stevia e mescolate bene prima di gustare.

Acqua alcalinizzante

Dato che limone e cetriolo sono entrambi molto alcalinizzanti, aggiungendoli all'acqua otterrete una bevanda particolarmente efficace. Certo, non ha lo stesso potere del succo di limone fresco, ma quest'ultimo potrebbe assottigliare lo smalto dei denti se bevuto durante tutto l'arco della giornata. Se lavorate in casa, preparatene una brocca capiente. Se volete portarla in ufficio, mettete il limone e il cetriolo in una bottiglia d'acqua grande e continuate a riempirla d'acqua a mano a mano che ne bevete e il livello scende. Più il cetriolo e il limone rimangono a bagno, più alcalinizzante diventa la bibita. Se avete organizzato una festa, aumentate le quantità e servite in una capiente caraffa.

Dosi per 4 persone
Preparazione 5 minuti + 30 minuti di riposo

½ cetriolo biologico, lavato e affettato (non sbucciato)
½ limone lavato e affettato

1. Mettete il cetriolo e il limone in una brocca larga.
2. Unite 1 litro di acqua fredda e lasciate riposare per almeno 30 minuti a temperatura ambiente prima di bere.

Purple boost

Questo boost è un eccellente energizzante del mattino, che caricherà il vostro corpo con antiossidanti e fibre. Se vi piacciono i sapori dolci, è anche un modo sano per soddisfare la voglia di zucchero.

Dosi per 2 persone
Preparazione 5 minuti

250 ml di Latte di mandorle (p. 184)
1 banana
100 g di mirtilli
30 g di ribes nero
un pizzico di cannella

1. Sbucciate e fate a pezzi la banana e lavate i frutti di bosco.
2. Versate tutti gli ingredienti e 5 cubetti di ghiaccio nel mixer e azionatelo.
3. Versate in due bicchieri e bevete immediatamente.

Smoothie di lamponi e cocco

Dosi per 1 persona
Preparazione 5 minuti

2 manciate di lamponi (lavati, meglio se congelati)
2 cucchiai di cocco fresco, grattugiato (o disidratato)

1 cucchiaio di Burro di mandorle (fresco, se possibile; p. 297)
½ cucchiaino di estratto di vaniglia
1 cucchiaino di sciroppo d'agave o miele grezzo bio (facoltativo)

1. Versate tutti gli ingredienti con 250 ml di acqua nel mixer.
2. Azionatelo con il tasto a impulsi fino a quando il composto sarà omogeneo. Versatelo in un bicchiere e gustatelo subito!

Boost rossa delizia

Dosi per 1 persona
Preparazione 2 minuti

200 g di lamponi (freschi e lavati o congelati)
1 manciata di fragole (fresche e lavate o congelate)
1 mela (lavata e fatta a pezzi)
1 arancia (sbucciata)

1. Versate tutti gli ingredienti nella centrifuga. Se usate frutta congelata, centrifugate la mela e l'arancia, poi trasferite il succo in un frullatore e unitevi la frutta congelata (altrimenti si potrebbe danneggiare la centrifuga).
2. Versate in un bicchiere e bevete immediatamente, in quanto gli antiossidanti perdono la loro efficacia a mano a mano che passa il tempo.

Pancake di grano saraceno alle mele

Questa ricetta dolce a base di grano saraceno può essere usata come alternativa più golosa (ma sempre sana) alla versione semplice proposta nella fase Detox. È eccellente per colazione, come dessert, per uno spuntino goloso dopo una lunga sessione di attività fisica. I bambini la adorano! A me piace gustarla per il tè pomeridiano con una cucchiaiata di gelato di cocco e qualche frutto di bosco fresco.

Dosi per 2 persone
Preparazione 15 minuti

150 g di farina di grano saraceno
4 cucchiai di Purea di mele fatta in casa (p. 82)
1 uovo
½ cucchiaio di lievito in polvere
½ cucchiaino di cannella in polvere
½ cucchiaino di estratto di vaniglia
olio di canola per ungere, se necessario

1. In una terrina riunite la farina, il lievito e la cannella. Mescolate bene il tutto.
2. In una ciotola mettete l'uovo, la purea di mele, 250 ml di acqua e l'estratto di vaniglia. Amalgamate il composto e aggiungetelo agli ingredienti secchi, poi lavorate il tutto fino a ottenere una pastella.
3. Versate un mestolino di pastella in una padella bollente, antiaderente o leggermente unta d'olio, e coprite con un coperchio (in questo modo il pancake si manterrà umido).
4. Fate cuocere a fuoco medio fino a quando il centro inizia a formare delle bolle e ad addensarsi.
5. Voltate il pancake e cuocetelo anche dall'altro lato, fino a quando sarà ben dorato.
6. Ripetete il procedimento fino a quando tutta la pastella sarà stata consumata.

Pancake senza glutine

Questa è un'alternativa eccellente per chi è allergico alle Crêpe di grano saraceno (p. 91). Servite questa versione senza glutine con sciroppo d'agave e frutta fresca di stagione.

Dosi per 2 persone
Preparazione 30 minuti

190 ml di latte di riso o di cocco
50 g di farina di castagne, setacciata
50 g di farina di riso, setacciata
2 cucchiai di mandorle o nocciole macinate
1 cucchiaino di olio di semi
un pizzico di sale

1. Mescolate tutti gli ingredienti, tranne l'olio, in una ciotola capiente fino ad amalgamarli.
2. Scaldate un padellino e versatevi l'olio.
3. Distribuitevi mestolini di pastella per preparare dei pancake larghi come crespelle.
4. Fateli cuocere a fuoco medio per 2-3 minuti, voltateli e proseguite la cottura sull'altro lato fino a quando i pancake saranno leggermente dorati.
5. Ripetete il procedimento fino a quando tutta la pastella sarà stata consumata.

Burro di mandorle

Anche se il burro di mandorle è disponibile nei negozi di prodotti macrobiotici e naturali, io lo faccio sempre in casa. Si tratta di un'ottima alternativa al burro classico, che contiene molti grassi saturi dannosi per il sistema cardiovascolare, ma usatelo con moderazione.

DOSI PER 1 PERSONA
PREPARAZIONE 5 MINUTI + 4-8 ORE DI AMMOLLO

2 manciate di mandorle sgusciate
2 cucchiai di succo d'arancia o acqua (o 1 cucchiaio di ognuno)

1. Lasciate in ammollo le mandorle anche per tutta la notte.
2. Mettete le mandorle con i 2 cucchiai di liquido in un frullatore potente e azionatelo fino a quando otterrete una pasta morbida.
3. Trasferite il burro in un barattolo di vetro a chiusura stagna e conservatelo in frigo.

☞ Unite ancora un po' di succo d'arancia o acqua se l'impasto inizia a bloccare il frullatore con i suoi grumi, ma fate attenzione a non eccedere con il liquido perché altrimenti il burro risulterà troppo molle.

Babaganush

Ed ecco un modo eccellente per avere garantita la dose giornaliera raccomandata di acido folico e potassio, entrambi presenti nelle melanzane e spesso carenti nella classica alimentazione occidentale.

Anche se sono contraria all'impiego del microonde, perché non sono del tutto convinta che rispetti gli antiossidanti che ci sforziamo di fornire al nostro corpo, qui lo utilizzo per una pura questione di diminuzione dei tempi di cottura - almeno di due terzi.

Servite questa crema fredda con pita, Hummus (p. 98) e alcune olive, per una tipica presentazione medio-orientale.

Dosi per 4 persone
Preparazione 20 minuti

3 melanzane di medie dimensioni
il succo di 1 limone
2 spicchi d'aglio
80 ml di olio d'oliva
5 filetti di acciuga (in scatola, conservate in olio d'oliva; facoltative)
2 cucchiai di maionese o Soyannaise (p. 106; facoltativa)

1. Lavate e asciugate le melanzane, quindi punzecchiatele con una forchetta.
2. Fatele cuocere nel microonde a temperatura elevata per 8 minuti. In alternativa, mettete le melanzane su una placca, distanziate di circa 2 cm, e fatele cuocere in forno a 180 °C per 20-30 minuti. Per controllare se le melanzane sono cotte, punzecchiate la polpa: se la forchetta penetra senza resistenza, allora sono pronte. Se cotte al punto giusto dovrebbero sembrare un po' «sgonfie».
3. Tagliatele a metà, raccoglietene la polpa e mettetela in un mixer.
4. Aggiungetevi il succo di limone, i filetti di acciuga e la maionese o la Soyannaise (se volete), l'aglio e l'olio d'oliva.
5. Frullate il tutto fino a quando otterrete un composto liscio, o interrompete prima se preferite una struttura più grossolana (personalmente, preferisco la versione perfettamente liscia).

Variante Aggiungete 1 cucchiaio di tahina (pasta di sesamo) o 1 cucchiaino di cumino in polvere.

Tapenade di olive verdi

Potete servire questa salsa su pane integrale tostato, oppure con dei cracker di ottima qualità, insaporiti con formaggio grana. È anche deliziosa utilizzata per condire la pasta integrale, per un ottimo pranzo rapido. Si conserva al massimo per sette giorni in frigorifero, in una ciotola coperta con pellicola trasparente o in un contenitore dotato di chiusura ermetica. Io la preparo in grandi quantità, che offro poi ai miei amici quando vengono a trovarmi. Non c'è nulla di meglio di condividere il cibo fatto in casa!

Dosi per 2 persone
Preparazione 30 minuti

200 g di olive verdi denocciolate
2 filetti di acciuga
1 cucchiaio di capperi
1 cucchiaio di olio d'oliva
pepe nero macinato al momento

1. Sminuzzate grossolanamente le olive, le acciughe e i capperi usando un coltello.
2. Riuniteli in una ciotola, mescolateli e sminuzzateli ancora con una forchetta. In alternativa, se volete una consistenza meno grossolana, frullateli per qualche secondo nel mixer o in un frullatore potente. Unite l'olio d'oliva e il pepe e mescolate il tutto.
3. Coprite la crema e tenetela in frigorifero fino al momento di gustarla.

«Coulis» di pomodoro

Potete giocare con le dosi per la preparazione di questa salsa base molto versatile, adeguandole al gusto personale. Preparatene una buona quantità e conservatela in frigorifero, coperta, al massimo per sette giorni. È perfetta come base per un sugo da pasta, ma potete servirla anche con verdure al vapore o farla ridurre leggermente e utilizzarla per la pizza.

Dosi per 6-8 persone
Preparazione 45 minuti

2 scatole di pomodori pelati interi da 400 g
1 cucchiaino di origano essiccato (o un ciuffetto di foglie fresche)
2 spicchi d'aglio (1 schiacciato e 1 intero)
2 foglie di alloro (fresche o essiccate)
2 rametti di timo
2 cucchiai di olio d'oliva
sale e pepe nero macinato al momento

1. Versate i pelati in un tegame e scaldateli a fuoco medio.
2. Unite l'olio d'oliva, l'origano, le foglie di alloro, l'aglio e il timo. Portate a ebollizione, poi riducete a fuoco medio-basso. Fate cuocere per almeno 30 minuti, o più a lungo se potete, per esaltare tutti gli aromi.
3. Togliete le foglie di alloro e i rametti di timo, quindi regolate di sale e pepe. Passate la preparazione o frullatela se volete una consistenza più omogenea.

Zuppa di lenticchie di Pondicherry

Le lenticchie sono ricche di elementi nutritivi: contengono fosforo, essenziale per le funzioni nervose, ferro per prevenire l'anemia, magnesio per il benessere in generale. Qui sono declinate in una zuppa corposa che amerete sicuramente.

Dosi per 2 persone
Preparazione 1 ora

100 g di lenticchie rosse
500 ml di brodo di pollo

½ cipolla grande, affettata
1 costa di sedano, tritata finemente
1 cucchiaio di margarina non idrogenata

1. Scaldate la margarina a fuoco dolcissimo in un tegame capiente, quindi unitevi la cipolla affettata e fatela cuocere fino a quando sarà dorata.
2. Versate il sedano tritato e fatelo cuocere per 10 minuti, mescolando.
3. Aggiungete le lenticchie e proseguite la cottura per 2 minuti a fuoco dolce, quindi versate il brodo di pollo.
4. Fate cuocere il tutto per 20-30 minuti, o fino a quando le lenticchie saranno tenere. Controllate spesso la cottura, perché questi legumi tendono a spappolarsi se cotti eccessivamente.

Gazpacho di cavolo rosso

Questa è la ricetta ideale per un pranzo quando fa molto caldo oppure se vi serve un antipasto leggero.

I cavoli rappresentano una fonte sorprendente di fibre, vitamina C, potenti antiossidanti e zolfo. La versione rossa di qualsiasi tipo di frutta e verdura indica la presenza abbondante di antiossidanti (in particolare beta-carotene).

Dosi per 4 persone
Preparazione 25 minuti

¼ di cavolo rosso di medie dimensioni
1 mela Granny Smith
250 ml di succo di mela
100 ml di panna leggermente acida
1-2 pizzichi di cannella macinata

qualche goccia di succo di limone
sale e pepe nero macinato al momento

1. Lavate, asciugate e affettate il cavolo rosso.
2. Pelate la mela e privatela del torsolo, quindi affettatela finemente, tenendone da parte un quarto intero. (Spruzzate qualche goccia di succo di limone sulla mela per evitare che annerisca.)
3. Mettete il cavolo rosso, i tre quarti della mela e il succo di mela nel frullatore. All'inizio usate la funzione a impulsi per assicurarvi che il cavolo e la mela siano spezzettati uniformemente. Poi frullateli fino a quando la preparazione risulterà finemente tritata - più è fine, meglio è.
4. Passatela attraverso un setaccio a maglia fine e regolate di sale e pepe.
5. Nel frattempo, montate la panna e unitevi la cannella.
6. Amalgamate delicatamente la panna al cavolo rosso frullato, poi aggiungete un'ultima macinata di pepe e un pizzico di sale.
7. Tagliate la mela tenuta da parte a dadini, distribuitela sul gazpacho e gustatelo!

Zuppa di piselli spezzati

Dosi per 2 persone
Preparazione 1 ora + il tempo di ammollo

150 g di piselli spezzati, messi a bagno per 30 minuti-1 ora
500 ml di brodo di pollo
1 carota (preferibilmente biologica)
½ zucchina (preferibilmente biologica)
½ cipolla
1 spicchio d'aglio
½ rametto di timo

1 foglia di alloro
un po' di panna acida senza grassi
olio d'oliva
sale e pepe nero macinato al momento

1. Pelate la carota, la cipolla e l'aglio, quindi lavate e tagliate l'estremità della zucchina.
2. Tagliate tutte le verdure a dadini, tenendo l'aglio intero.
3. In un tegame capiente scaldate un po' di olio d'oliva e unitevi i dadini di verdura insieme con l'aglio. Fate cuocere per alcuni minuti.
4. Scolate i piselli spezzati e metteteli nel tegame con il brodo di pollo, il timo e la foglia di alloro.
5. Portate a ebollizione e regolate di sale e pepe.
6. Riducete la fiamma al minimo e fate cuocere per 30-45 minuti.
7. Quando le verdure sono tenere, togliete il timo e la foglia di alloro, e frullate la zuppa con un frullatore a immersione.
8. Servite in ciotoline individuali con 1 cucchiaino di panna acida per porzione.

Cavolo cinese e scampi

I semi di sesamo contenuti in questa preparazione apportano calcio.

Dosi per 4 persone
Preparazione 10 minuti + 30 minuti di riposo

*2 cespi di cavolo cinese (*pak choi*)*
225 g di scampi piccoli, freschi o scongelati
1 mela, sbucciata e tagliata a dadini

il succo di ½ limone
1 cucchiaio di semi di sesamo
2 cucchiai di olio di canola
coriandolo fresco o erba cipollina (per decorare)

Per la vinaigrette
1 dose di Soyannaise (p. 106)
1 fetta di zenzero fresco pelato e tritato finemente
(o un pizzico di zenzero in polvere)
sale e pepe nero macinato al momento

1. Fate saltare gli scampi nell'olio di canola fino a quando saranno perfettamente cotti.
2. Lavate le foglie del cavolo cinese e asciugatele. Affettatele e sistematele in una insalatiera.
3. Unitevi gli scampi, la mela e i semi di sesamo, quindi mescolate con il succo di limone.
4. Preparate la vinaigrette amalgamando gli ingredienti. Versatela nella ciotola e mescolate bene.
5. Fate riposare per 30 minuti, in modo che il limone inizi a «cuocere» le foglie di cavolo.
6. Sminuzzate le foglie di coriandolo o di erba cipollina e distribuitele sull'insalata prima di servirla.

Barchette di belga con salmone affumicato

L'insalata belga può essere consumata cruda o cotta. È ricca di campferolo - un potente antiossidante che riduce i rischi di tumore in generale e ha dimostrato un effetto benefico su alcune forme di cancro. Questa varietà di indivia riduce inoltre il rischio di sviluppare malattie cardiovascolari.

Questo piatto nutriente e delizioso è rapido da preparare

e rappresenta un antipasto delizioso. Moltiplicate le quantità indicate in base al numero di commensali.

DOSI PER 2 PERSONE
PREPARAZIONE 10 MINUTI

1 cespo di indivia belga
½ fetta di salmone affumicato per foglia
2 cucchiaini di formaggio cremoso per ogni foglia
(latte vaccino, di pecora o vegano)
1 vasetto di uova di lompo arancioni o nere
aneto (per decorare)

1. Lavate le foglie di belga e asciugatele.
2. Spalmate il formaggio cremoso su ogni foglia.
3. Usando le forbici tagliate il salmone affumicato a striscioline sottili e distribuitelo sul formaggio.
4. Completate ogni «barchetta» con 1/3 di cucchiaino di uova di lompo.
5. Decorate con l'aneto e servite freddo, come antipasto.

Blinis di cavolo

Questi *blinis* possono essere preparati in anticipo e scaldati in forno al momento di servire, oppure si congelano senza problemi. Rappresentano un piatto leggero e delizioso insieme con pesce al vapore o insalata verde.

DOSI PER 4 PERSONE
PREPARAZIONE 1 ORA

1 cavolo affettato sottilmente
4 uova

1 cucchiaino di farina per polenta
1 cucchiaino di bacche di ginepro
25 g di margarina non idrogenata
sale e pepe nero macinato al momento

1. Tostate le bacche di ginepro per 1 minuto in una padellina antiaderente. Fatele raffreddare, quindi pestatele.
2. Cuocete il cavolo a vapore per alcuni minuti - dovrebbe restare leggermente croccante – e fatelo raffreddare.
3. Sbattete le uova con la farina, sale e pepe.
4. Unitevi il cavolo e le bacche di ginepro, amalgamando il tutto.
5. Fate fondere la margarina in una padella. Versate un mestolino di pastella formando una frittella e cuocetela a fuoco dolcissimo 5-10 minuti per lato, proseguendo così fino a esaurimento della pastella.

Pad thai di verdure crude

Questo piatto colorato, alcalinizzante, è delizioso in una calda giornata estiva. E poi è molto versatile: potete sostituire le verdure proposte con altre a scelta. Il daikon, o rapa cinese, andrebbe affettato con una mandolina.

DOSI PER 4 PERSONE
PREPARAZIONE 5 MINUTI + 10 DI MARINATURA

Per la salsa
250 ml di latte di cocco a ridotto contenuto di grassi
125 g di Burro di mandorle (p. 297)
2 datteri tritati
1 spicchio d'aglio schiacciato
1 cucchiaino di jalapeño o peperoncino rosso, finemente tritato

1 cm di radice di zenzero tritata
2 cucchiai di Nama Shoyu o salsa di soia a basso contenuto di sodio
1 cucchiaino di pasta di miso rosso
2 cucchiaini di succo di lime
½ cucchiaino di pepe di Cayenna

Per la base di «noodle»
450 g di daikon (rapa cinese) o zucchine,
tagliati a fettine sottilissime o julienne
70 g di cavolo nero finemente tritato
2 carote medie pelate e grattugiate
½ peperone rosso a fettine sottili
1 cipollotto tagliato a fettine diagonali
40 foglie di basilico thai *(o basilico classico)*
qualche rametto di coriandolo finemente tritato

Per la decorazione
110 g di mandorle teriyaki *o arachidi*
½ cetriolo a fettine sottili diagonali
8-10 pomodori ciliegia tagliati a metà
ortaggi misti (valerianella, spinaci novelli, rucola) per servire (facoltativo)

1. Per la salsa, mettete tutti gli ingredienti in un frullatore, quindi lavorate a velocità elevata fino a ottenere un composto di consistenza liscia e cremosa. Regolate di sale e pepe, se necessario.

2. All'incirca 10 minuti prima di servire, mettete tutte le verdure preparate per la base di «noodle» in una ciotola capiente, versate la salsa preparata e mescolate bene.

3. Mentre le verdure stanno marinando preparate la decorazione. Allargate tre fette di cetriolo a ventaglio sul margine di ogni piatto e, se usate gli ortaggi, impiegateli per decorare l'altro lato. Mettete il composto pad thai al centro e completate con i pomodori e le mandorle. Servite immediatamente.

Patate arrosto e carciofi

Questa gustosa ricetta è ideale servita come piatto principale vegetariano, con un contorno di pomodori cotti al forno o Tofu fritto con senape di Digione (p. 101). Ricordate: i carciofi sono ricchi di antiossidanti.

DOSI PER 4 PERSONE
PREPARAZIONE 45 MINUTI

4 patate rosse
200 g di cuori di carciofo, tagliati in 4 (freschi o congelati)
200 g di piselli freschi o congelati
1 grossa cipolla, finemente affettata
circa 1 litro di brodo di pollo
1 spicchio d'aglio schiacciato
6 rametti di timo
4 cucchiai di olio d'oliva
sale
1 cucchiaino di zucchero (facoltativo)

1. Scaldate 2 cucchiai di olio in una padella e fatevi cuocere la cipolla a fuoco dolcissimo, fino a quando sarà caramellata. Potete aggiungere anche lo zucchero se le cipolle iniziano a sembrarvi troppo asciutte, dato che fa loro rilasciare più liquido.

2. Nel frattempo bollite le patate con la buccia, ma toglietele dall'acqua prima che siano completamente cotte - dovrebbero rimanere sode e immangiabili.

3. Quando le patate si sono raffreddare privatele della buccia e tagliatele a dadini.

4. Unite i dadini di patata alle cipolle caramellate e fate cuocere a fuoco dolce, mescolando bene per amalgamare il tutto.

5. Aggiungete anche i cuori di carciofo e i piselli. Versate a filo l'olio d'oliva restante, profumate con l'aglio e il timo.

6. Non appena il liquido è stato assorbito aggiungete nella padella il brodo di pollo, poco per volta. Non c'è necessità di annegare le verdure, ma bisogna mantenerle umide. Potreste anche non usare tutto il brodo.

7. Quando le patate saranno morbide e cedevoli se punzecchiate con una forchetta togliete la padella dal fuoco, regolate di sale e servite la preparazione bollente.

Zucca spaghetti ai funghi

Vale la pena cercare di procurarsi una zucca spaghetti (di origine sudamericana, ha la polpa fatta a filamenti simili, appunto, agli spaghetti) per questo piatto saporito e con pochi carboidrati. Se vi avanza della zucca spaghetti già bollita, potete congelarla e usarla per altre ricette. È deliziosa al gratin, mescolata per esempio a pomodori e bacon.

DOSI PER 2 PERSONE
PREPARAZIONE 45 MINUTI

1 zucca spaghetti, tagliata a metà nel senso della lunghezza e privata dei semi
250 g di funghi, come champignon o cremini, puliti e affettati
1 spicchio d'aglio schiacciato
un po' di emmentaler o formaggio di soia grattugiati
2½ cucchiai di olio d'oliva
sale e pepe nero macinato al momento

1. In una casseruola capiente mettete le due metà della zucca, con la polpa verso il basso. Coprite d'acqua e portate a ebollizione, quindi mettete il coperchio e proseguite la cottura per 20 minuti.

2. Nel frattempo scaldate l'olio d'oliva in una padella e fatevi saltare i funghi con poco sale fino a quando saranno teneri e dorati, e tutti i liquidi emessi in cottura evaporati. Unite l'aglio.

3. Quando la zucca spaghetti risulta cedevole, toglietela dalla casseruola e fatela raffreddare.

4. Portate il forno a 180 °C.

5. Per estrarre i fili di spaghetti, passate la forchetta sulla polpa della zucca, da un'estremità all'altra, versandoli direttamente in una ciotola. Tenete da parte la scorza esterna della zucca.

6. Unite i funghi alla polpa della zucca e regolate di sale e pepe.

7. Riempite ogni guscio di zucca con metà della preparazione e cospargete di formaggio grattugiato.

8. Passate le due mezze zucche in forno e fatele cuocere per 20 minuti, fino a quando la superficie sarà gratinata. Controllate la cottura dopo 12 minuti perché da una tipologia di forno all'altra la modalità di cottura cambia.

Fave novelle saltate

Le fave sono coltivate sin dalla preistoria: in effetti, si tratta della più antica coltura nota all'uomo. Contengono vitamine A, B ed E, oltre a minerali come il calcio, il rame, il ferro, il magnesio e il potassio.

Dosi per 2 persone
Preparazione 30 minuti

200 g di fave novelle molto tenere, nel baccello
50 g di punte di asparagi, fresche o congelate
50 g di piselli, freschi o congelati
½ peperone rosso a dadini
1 ½ pomodoro a dadini
½ cipolla, pelata e tagliata a dadini

1 cipollotto finemente tritato
1 cucchiaio di olio d'oliva
sale e pepe nero macinato al momento

1. Scaldate l'olio in una padella a fuoco medio, unite la cipolla e fatela cuocere fino a quando sarà morbida ma non bruna.
2. Aggiungetevi il peperone rosso, i pomodori (con il loro liquido) e il cipollotto. Mescolate bene e fate cuocere per 5 minuti.
3. Nel frattempo eliminate le estremità dei baccelli, quindi sminuzzateli. Unite le fave nella padella, regolate di sale e pepe e mescolate.
4. Dopo circa 10 minuti aggiungete le punte di asparago e i piselli.
5. Fate cuocere per altri 10 minuti e servite caldo.

Hamburger vegetariani

Non specifico volutamente la forma degli hamburger vegetariani: dipende da voi. Per lo stesso motivo scorporo il tempo di cottura: se non utilizzate tutto il composto, potete coprirlo e conservarlo in frigorifero per 2-3 giorni. Potete anche surgelare gli avanzi e riscaldarli al momento in una padella antiaderente.

Dosi per 2-4 persone
Preparazione 10 minuti + 1 ora di cottura

480 g di semi di soia o ceci germogliati
2 carote grattugiate
2 zucchine grattugiate
2 coste di sedano grattugiate
1 cipolla piccola o 2 scalogni finemente tritati

40 g di farina a scelta: frumento, mais, riso, ceci o castagne, fecola (farina di patate)
1 manciata di prezzemolo ed erba cipollina finemente tritati
un pizzico di curry in polvere
2 cucchiaini di aceto balsamico
1-2 cucchiai di olio d'oliva

1. Riunite tutti gli ingredienti in una ciotola capiente e mescolateli bene.
2. Preparate degli hamburger nelle forme che preferite, appiattiteli e trasferiteli su un vassoio foderato di carta da forno.
3. Fateli cuocere per 1 ora a 100 °C.
4. Sfornateli e serviteli con insalata verde per un delizioso pasto 100% vegetariano.

Finto purè

Il finto purè non è preparato con le patate, ma con cavolfiore e formaggio. Una vera delizia! Non esitate a prepararne in più perché si può congelare senza problemi.

Dosi per 2 persone
Preparazione 30 minuti

½ cavolfiore
1 cucchiaio di burro o crema di formaggio
sale e pepe nero macinato al momento, a piacere
noce moscata grattugiata (facoltativa)

1. Cuocete il cavolfiore al vapore fino a quando potete facilmente schiacciarlo con una forchetta.

2. Versatelo in una ciotola e mescolatelo con il burro o la crema di formaggio, sale, pepe e noce moscata, se vi piace.

Piccata di pollo

DOSI PER 2 PERSONE
PREPARAZIONE 30 MINUTI

2 petti di pollo
70 g di funghi affettati finemente
40 g di farina integrale biologica
1 limone
½ spicchio d'aglio finemente tritato
1 cucchiaio di capperi
25 g di margarina non idrogenata
60 ml di brodo di pollo
50 ml di vino bianco
60 ml di olio d'oliva
1 cucchiaio di zucchero
sale e pepe nero macinato al momento

1. Sbucciate in una ciotola il limone con un coltello affilato e privatelo delle membrane. Tagliatelo a fettine, tenendo da parte tutto il succo raccolto nella ciotola.

2. Salate e pepate i petti di pollo. Scaldate una padella e versatevi metà dell'olio d'oliva. Fate rosolare i petti di pollo a fuoco medio-alto per 3-5 minuti per lato. Toglieteli dalla padella e teneteli da parte in caldo.

3. Versate nella padella bollente la margarina e l'olio d'oliva restante. Fate saltare i funghi per circa 2 minuti.

4. Unite l'aglio e la farina, poi versate lentamente il brodo di pollo. Mescolate bene e portate a ebollizione.

5. Aggiungete il limone e il suo succo, il vino bianco, i capperi, lo zucchero, sale e pepe. Fate sobbollire per alcuni minuti, lasciando ridurre un poco la salsa.

6. Versate la salsa sul pollo e servitelo ben caldo, magari accompagnato da fagiolini al vapore.

Involtini primavera con manzo

Per questo piatto asiatico mi piace usare due tipi di oli diversi. Perché? Perché l'olio d'oliva regala il sapore intenso del Mediterraneo, mentre quello di canola ha un impatto lievissimo sul gusto finale. Se preferite potete comunque cuocere tutta la ricetta con un solo tipo di olio.

Dosi per 4 persone
Preparazione 1 ora

500 g di carne di manzo macinata
1 confezione di fogli di carta di riso (circa 500 g)
2 cipolle finemente tritate
½ mazzetto di coriandolo tritato
1 cucchiaino di cumino
2 cucchiai di olio d'oliva
1 cucchiaio di olio di canola
sale e pepe nero macinato al momento
1 cucchiaino di zucchero (facoltativo)
salsa al peperoncino (per servire, facoltativa)
insalata e 1 mazzetto di menta (per servire)

1. Scaldate l'olio d'oliva in una padella e unitevi le cipolle. Fatele cuocere a fuoco dolcissimo fino a quando saranno caramellate.

Potete unire 1 cucchiaino di zucchero se iniziano ad asciugarsi troppo, perché lo zucchero fa rilasciare più liquido.

2. Versate la carne macinata e fate cuocere per 15 minuti, mescolando bene per spezzettarla. Aggiungete il cumino e il coriandolo tritato, poi insaporite con sale e pepe.

3. Togliete dal fuoco e fate raffreddare l'impasto prima di riempire i fogli di carta di riso.

4. Mettete un foglio su un piatto, distribuitevi poco composto di carne e arrotolate come per un involtino primavera, piegando all'interno le estremità. Ripetete con i fogli restanti.

5. Scaldate l'olio di canola in un'altra padella e friggete gli involtini primavera fino a quando saranno ben dorati. Metteteli quindi su un foglio di carta da cucina per eliminare l'unto in eccesso.

6. Servite gli involtini con l'insalata, la menta fresca e la salsa al peperoncino, come preferite.

Chili con carne

Realizzo sempre questa ricetta almeno per quattro persone, in quanto si può congelare tranquillamente e i sapori hanno il tempo di svilupparsi appieno se viene preparata in anticipo. Servitela con riso integrale, grano saraceno o quinoa.

Dosi per 4 persone
Preparazione 30 minuti + 1-4 ore di cottura

600 g di carne di manzo magra macinata
300 g di fagioli rossi in scatola
200 g di pomodori pelati e spezzettati (vanno bene anche in scatola)
1 peperone rosso, lavato, privato dei semi e tagliato a listarelle sottili
1 cipolla tritata
1 spicchio d'aglio schiacciato

½-1 peperoncino rosso, finemente tritato
(a seconda di quanto lo volete piccante!)
un pizzico di cumino macinato
500 ml di brodo di pollo
3 cucchiai di olio di canola
pepe di Cayenna
sale e pepe nero macinato al momento

1. Scaldate l'olio in una casseruola e fatevi cuocere la cipolla e l'aglio con il cumino a fuoco medio, senza che prendano troppo colore.
2. Aggiungete il peperone rosso e proseguite la cottura a fuoco dolce fino a quando il peperone si sarà ammorbidito.
3. Unite la carne macinata e fatela saltare a fuoco medio fino a quando sarà marroncina.
4. Aggiungete i pomodori, i fagioli e il brodo, poi fate cuocere a fuoco dolce per almeno 1 ora. Per sviluppare bene i sapori, proseguite la cottura fino a 4 ore.
5. Insaporite con il peperoncino, il pepe di Cayenna, sale e pepe. Servite molto caldo.

VARIANTE Sostituite la carne di manzo con tacchino, sempre macinato, o tofu sminuzzato.

Granita alla papaya

La papaya è stata definita un «elisir di giovinezza» per via degli elevati livelli delle vitamine A, C ed E che contiene, e che la rendono una ricchissima fonte di antiossidanti. Oltre ad avere un effetto positivo sul sistema immunitario, queste sostanze possono aiutare il corpo a difendersi da cancro e malattie cardiovascolari. Una piccola delizia con molteplici virtù! E un dessert rinfrescante in estate. Potete anche sostituire la papaya con altra frutta, per esempio melone o fragole.

Dosi per 1 persona
Preparazione 5 minuti

1 papaya
foglie di menta (per decorare)
5 cubetti di ghiaccio

1. Tagliate la papaya a metà.
2. Staccate la polpa dalla buccia e mettetela in un frullatore.
3. Unite il ghiaccio e lavorate il tutto fino a ottenere una granita.
4. Versatela in un bicchiere da Martini o in una coppetta e decorate con le foglioline di menta. Gustatela subito!

Carpaccio di ananas

Perfetto in estate e in inverno, questo è un dessert delizioso e rapido da preparare, dato che servono solo 5 minuti. L'ananas è un'eccellente fonte di fibre e vitamina C, oltre a contenere un enzima che secondo alcuni fa dimagrire perché «brucia» i grassi. Sarà anche così, ma pare che funzioni solo in laboratorio...

Dosi per 1 persona
Preparazione 5 minuti

4 fette sottili di ananas fresco, privato della scorza
1 cucchiaino di acqua di fiori d'arancio o estratto di vaniglia

1. Disponete l'ananas su un piattino.
2. Cospargetelo con l'acqua di fiori d'arancio o l'estratto di vaniglia, poi gustatelo immediatamente.

Cupcake di granola

Ecco una ricetta sana, veloce e così facile che potete farvi aiutare dai vostri bambini a prepararla.

Dosi per 4 persone
Preparazione 25 minuti

340 g di granola classica (agglomerato tostato con frutta disidratata, frutta secca e cereali; senza glutine o con glutine se non siete intolleranti)
1 yogurt vegano (cocco o altro)
1 uovo
3 cucchiai di zucchero integrale di canna
3 cucchiai di olio di cocco (dose molto precisa, basta un poco di più perché il cupcake non tenga la forma in cottura)
olio di semi per gli stampini
fiocchi di cocco (facoltativi)
frutti di bosco (per decorare)

1. Preriscaldate il forno a 180 °C. Nel frattempo mescolate l'olio di cocco, lo zucchero e l'uovo, quindi incorporate la granola e amalgamate il tutto accuratamente.
2. Ungete d'olio alcuni piccoli stampi da cupcake (oppure, se volete una forma quadrata, degli stampini per piccoli brownie) e riempiteli con il composto, formando al centro un piccolo incavo.
3. Fate cuocere in forno i cupcake per circa 10 minuti o poco più, fino a quando la superficie sarà dorata ma non troppo (il cambiamento è rapidissimo, quindi controllate con molta attenzione la fase di cottura, soprattutto la prima volta). Sfornate e lasciate raffreddare.
4. Sformate i cupcake e, al momento di servire, aggiungetevi un cucchiaino di yogurt a cui avrete già mescolato i fiocchi di cocco, se li usate, quindi cospargeteli con i frutti di bosco.

☞ Non mettete yogurt + frutti di bosco in anticipo, perché la base diventerebbe molle rapidamente.

Pere cotte in succo di uva spina

Un dessert semplice ed elegante, perfetto per una cena con gli amici.

DOSI PER 6 PERSONE
PREPARAZIONE 45 MINUTI

6 pere Bosc (o altra varietà con polpa molto soda per reggere la cottura), sbucciate
750 ml di succo di uva spina
la scorza di 1 limone
1 baccello di vaniglia
30 g di fecola o amido di mais
20 g di zucchero granulato

1. Versate il succo di uva spina in un tegame. Unitevi il baccello di vaniglia, tagliato a metà, la scorza di limone e lo zucchero. Portate a ebollizione a fuoco medio.
2. Nel frattempo, tagliate la base di ogni pera in modo che stiano in piedi nel tegame.
3. Disponete le pere nel succo di uva spina e fatele cuocere per 15-20 minuti a fuoco basso, lasciandole sobbollire, fino a quando si saranno ammorbidite.
4. Usando un cucchiaio forato trasferite le pere su un vassoio. Alzate la fiamma, unite la fecola e fate bollire il liquido di cottura fino a quando si sarà ristretto a uno sciroppo denso.
5. Posate le pere sui singoli piatti e cospargetele con lo sciroppo.

Zuppa di fragole e melone

Dosi per 2 persone
Preparazione 20 minuti + il raffreddamento in frigo

1 piccolo melone cantalupo, tagliato a metà
5 fragole
1 cucchiaio di sciroppo d'agave
un pizzico di estratto di vaniglia

1. Usando uno scavino tondo, ricavate dalla polpa del melone alcune palline da usare per la decorazione, quindi estraete il resto della polpa.

2. Frullate la polpa del melone in un frullatore fino a ottenere un composto liscio. Unite l'estratto di vaniglia e lo sciroppo d'agave e frullate il tutto usando il tasto a impulsi.

3. Versate la zuppa in una ciotola capiente, copritela e tenetela in frigorifero fino al momento di servire.

4. Per presentarla, versatela in coppette individuali.

5. Affettate le fragole o tagliatele in varie forme decorative, quindi distribuitele sulla zuppa insieme con le palline di melone e servite.

«Îles flottantes»

Questo è un classico dessert francese che dovrebbe essere preparato molto in anticipo, dato che richiede almeno 8 ore in frigorifero. Se preferite non utilizzare il microonde, preparate prima le *quenelles* e quindi fatele cuocere nel latte profumato alla vaniglia per 7-10 minuti (alla fine del punto 2), togliendole prima di aggiungere i tuorli e montare la crema.

Dosi per 4 persone
Preparazione 25 minuti + 8 ore di raffreddamento

500 ml di Latte di mandorle (p. 184; o biologico, acquistato già pronto)
4 uova medie, tuorli e albumi separati
1 cucchiaino di fecola di patate o amido di mais
1 baccello di vaniglia
6 cucchiai di sciroppo d'agave
un pizzico di sale
cannella in polvere (per servire)
lamelle di mandorle tostate (per servire)

1. Versate il latte di mandorle in un tegame. Incidete il baccello di vaniglia al centro e aggiungetelo al latte. Mettete una ciotola in freezer.
2. Intiepidite il latte. Togliete il baccello di vaniglia e raschiate i semi, unendoli di nuovo al latte.
3. In una ciotola capiente montate i tuorli con 2 cucchiai di sciroppo d'agave e la fecola.
4. Unitevi metà del latte, mescolate lentamente per evitare che i tuorli formino grumi coagulandosi, quindi aggiungete il resto del latte e montate ancora il tutto.
5. Portate la crema in un tegame sul fuoco bassissimo e fatela cuocere per alcuni minuti, lavorando continuamente con le fruste manuali, fino a quando si addensa. Fate raffreddare e passate in frigorifero.
6. Versate gli albumi nella ciotola fredda da freezer, unitevi un pizzico di sale e usando le fruste elettriche sbattete gli albumi aumentando a mano a mano la velocità. Quando otterrete una neve morbida, aggiungete gradualmente lo sciroppo d'agave restante, e continuate a montare fino a quando il composto sarà molto compatto.

7. Usando due cucchiai raccogliete il composto formando 8 *quenelles* di dimensioni medie e uguali tra loro.

8. Disponetene 4 su ogni piatto di servizio adatto alla cottura al microonde, spaziandole in modo regolare. Fate cuocere nel microonde per 30 secondi ogni piatto di 4 quenelle, a 800 W.

9. Disponete in ogni coppetta 1 mestolino di crema e 2 *quenelles*.

10. Passate le coppette in frigorifero per almeno 8 ore, o per tutta la notte.

11. Al momento di servire, distribuite su ogni coppetta la cannella e qualche lamella di mandorla tostata. Le *Îles flottantes* vanno consumate molto fredde.

Conclusione

Eccoci finalmente! Se siete arrivati a questa pagina, ci sono tre alternative:

- Avete letto tutto il libro e seguito il mio programma.
- Avete dato una rapida occhiata qua e là per raggiungere velocemente la conclusione (un consiglio: tornate all'Introduzione e prendetevi tutto il tempo per immergervi a fondo nel mio programma, iniziando con le due settimane Detox).
- Avete letto il libro tutto d'un fiato e adesso state programmando quando iniziare. Vi prego, non esagerate con la teoria: tornate alle prime pagine e iniziate il mio percorso, seguendolo un giorno alla volta. (Mi permetto un suggerimento: il momento giusto è *ora*!)

Se fate parte della prima categoria di lettori, prendetevi il tempo di guardare indietro e scoprire se il vostro stile di vita è effettivamente cambiato da quando abbiamo intrapreso il nostro viaggio insieme. Vi dovreste sentire più leggeri, più pieni di energia, più sicuri di voi stessi grazie alle vostre nuove conoscenze circa tutti gli aspetti della vita: fitness, alimentazione, gestione dello stress e del sonno, motivazione e molto altro ancora.

Se avete la sensazione che le vostre vecchie abitudini si stiano riaffacciando nella vostra routine, non esitate a tornare subito alle prime pagine del libro per riprogrammare la mente e lo stile di vita. Non c'è nulla di cui vergognarsi. Le abitudini malsane sono state accumulate nel corso degli anni – e forse dei decenni – quindi è possibile che si renda necessario tornare indietro e rifare *tabula rasa* per sradicarle completamente.

Mi piacerebbe avere vostre notizie: sapere quali sono le vostre vittorie, le battaglie, le soluzioni che avete scovato nel mio programma; ditemi quali sono le ricette e i consigli che preferite. Sarei felice se entraste a far parte della community che compare sul mio blog (myblog.lebootcamp.com/it/), perché la vostra storia di successo possa ispirare altre persone. Se volete essere della partita, non esitate a condividere sin dall'inizio il vostro viaggio tramite un blog – questo aiuterà chi vorrà seguire lo stesso percorso di vita sana con voi.

Nel frattempo, vi auguro un'esistenza straordinaria!

Il mio peso

La fase Detox

In queste due settimane pesatevi a giorni alterni ed eventualmente annotatevi la percentuale di grasso (ottenibile con una bilancia impedenziometrica), nonché la circonferenza di cosce, girovita e braccia.

Giorno	Peso	Altri parametri
1		
3		
5		
7		
9		
11		
13		
15		

Il peso nel percorso LeBootCamp

Per seguire il vostro cammino e seguire progressi, fasi di stallo e riprese segnatevi ogni settimana il peso ed eventuali annotazioni.

Settimana 1	
Settimana 2	
Settimana 3	
Settimana 4	
Settimana 5	
Settimana 6	
Settimana 7	
Settimana 8	
Settimana 9	
Settimana 10	
Settimana 11	
Settimana 12	
Settimana 13	
Settimana 14	
Settimana 15	
Settimana 16	
Settimana 17	
Settimana 18	
Settimana 19	
Settimana 20	

Bibliografia

Detox

DODES, J.E., «The amalgam controversy. An evidence-based analysis», in *Journal of the American Dental Association,* 2001, 132, pp. 348-356.

DUYFF, R.L., «Healthful eating: The basics», in DUYFF, R.L., *American Dietetic Association Complete Food and Nutrition Guide*, 7ª ed., John Wiley & Sons, Hoboken 2006, p. 48.

EATON, D.C. *et al.*, «Renal functions, anatomy, and basic processes», in EATON, D.C. *et al., Vander's Renal Physiology.* 7ª ed., The McGraw-Hill Companies, New York 2009.

KOTKAS, L.J., «Spontaneous passage of gallstones», in *Journal of the Royal Society of Medicine*, Royal Society of Medicine Press, 1985.

MADHUS, K., STROMME, A., «Increased excretion of Cs-137 in human by Prussian blue», in *Zeitschrift für Naturforschung*, 1968, 233b, pp. 391-393.

NESTERENKO, V.B., NESTERENKO, A.V., BABENKO, V.I., YERKOVICH, T.V., BABENKO, I.V., «Reducing the 137Cs-load in the organism of 'Chernobyl' children with apple-pectin», in *Swiss Medical Weekly*, 2004,134, pp. 24-7.

WANSINK, B., «Position of the American Dietetic Association: Food and nutrition misinformation», in *Journal of the American Dietetic Association*, 2006, 106, p. 601.

Dieta alcalina

DAWSON-HUGHES, B., HARRIS, S.S., CEGLIA, L., «Alkaline diets favor lean tissue mass in older adults», in *American Journal of Clinical Nutrition*, 2008, 87(3), pp. 662-665.

DAWSON-HUGHES, B., HARRIS, S.S., PALERMO, N.J., CASTANEDA-SCEPPA, C., RASMUSSEN,

H.M., Dallal, G.E., «Treatment with potassium bicarbonate lowers calcium excretion and bone resorption in older men and women», in *Journal of Clinical Endocrinology and Metabolism*, 2009, 94(1), pp. 96-102.

Frassetto, L., Morris, R.C. Jr., Sellmeyer, D.E., Todd, K., Sebastian, A., «Diet, evolution and aging–the pathophysiologic effects of the post-agricultural inversion of the potassium-to-sodium and base-to-chloride ratios in the human diet», in *European Journal of Nutrition*, 2001, 40(5), pp. 200-213.

Reddy, S.T., Wang, C.Y., Sakhaee, K., Brinkley, L., Pak, C.Y., «Effect of low-carbohydrate high-protein diets on acid-base balance, stone-forming propensity, and calcium metabolism», in *American Journal of Kidney Diseases*, 2002, 40(2), pp. 265-274.

Sebastian, A., Frassetto, L.A., Sellmeyer, D.E., Merriam, R.L., Morris, R.C. Jr., «Estimation of the net acid load of the diet of ancestral preagricultural *Homo sapiens* and their hominid ancestors», in *American Journal of Clinical Nutrition*, 2002, 76(6), pp. 1308-1316.

Ströhle, A., Hahn, A., Sebastian. A., «Estimation of the diet-dependent net acid load in 229 worldwide historically studied hunter-gatherer societies», in *American Journal of Clinical Nutrition*, 2010, 91(2), pp. 406-412.

Indice e carico glicemico

Foster-Powell, K., Holt, S.H., Brand-Miller, J.C., «International table of glycemic index and glycemic load values: 2002», in *American Journal of Clinical Nutrition*, 2002, 76, pp. 5-56.

Lavori della Oregon State University rivisti da Simin Liu, professore e direttore del Programma di Genomica e Nutrizione, professore di Epidemiologia e Medicina presso l'Università della California a Los Angeles, School of Public Health.

Università di Sydney: www.glycemicindex.com

«Lievito connection»

Crook, W.G., *The Yeast Connection Handbook*, Professional Books Inc., Jackson, Tennessee 2002.

Crook, W.G., Cass, H., *The Yeast Connection and Women's Health*, Professional Books Inc., Jackson, Tennessee 2003.

Elmer, G.W., Surawicz, C.M., McFarland, L.V., «Biotherapeutic agents. A neglected modality for the treatment and prevention of selected intestinal and vaginal infections», in *Journal of the American Medical Association*, 1996, 275, pp. 870-876.

Guglielmetti, S., Mora, D., Gschwender, M., Popp, K., «Randomised clinical trial: *Bifidobacterium bifidum* MIMBb75 significantly alleviates irritable bowel syndrome and improves quality of life – a double-blind, placebo-controlled study», in *Alimentary Pharmacology & Therapeutics*, 2011, 33(10), pp. 1123-1132.

Majamaa, H., Isolauri, E., «Probiotics: a novel approach in the management of food allergy», in *Journal of Allergy and Clinical Immunology*, 1997, 99, pp. 179-185.

Nobaek, S., Johansson, M.L., Molin, G. *et al.*, «Alteration of intestinal microflora is associated with reduction in abdominal bloating and pain in patients with irritable bowel syndrome», in *American Journal of Gastroenterology*, 2000, 95:1231-1238.

Rembacken, B.J., Snelling, A.M., Hawkey, P.M. *et al.*, «Non-pathogenic *Escherichia coli* versus mesalazine for the treatment of ulcerative colitis: a randomised trial», in *Lancet*, 1999, 354, pp. 635-639.

Tubelius, P., Stan, V., Zachrisson, A. *et al.*, «Increasing work-place healthiness with the probiotic *Lactobacillus reuteri*: A randomised, double-blind placebo-controlled study», in *Environmental Health*, 7 novembre 2005.

Indice delle ricette

Indice analitico

Ringraziamenti

Le pagine dei ringraziamenti sono sempre le mie preferite in un libro. E sono generalmente anche le prime che leggo! Mi piace vedere quanta gente ci vuole per realizzare un testo complesso come questo: se fosse per me, li metterei sempre all'inizio.

Indipendentemente dalla sua collocazione, questa è comunque la mia occasione per ringraziare tutte le persone che hanno reso possibile questo libro.

Ringrazio il mio team di LeBootCamp, Gwénaëlle Beau e Marion Bodin, perché sanno rispondere in un batter d'occhio alle mie pressanti richieste di nuove ricette e nuovi menu con gli ingredienti più strani.

Un grazie al team della Sperling & Kupfer e a Elisabetta Albieri: sono entusiasta della tua decisione di sostenere il mio progetto e non vedo l'ora di scoprire come le nostre forze combinate potranno aiutarci a diffondere nel mondo il mio concetto di vita sana.

A mio padre: grazie per tutte le ricerche che hai continuato a fare per questo libro, per avere insistito su alcuni concetti prima che chiunque altro avesse riconosciuto la loro importanza, e grazie anche per tutte le bellissime ricette che hai creato per la dieta LeBootCamp.

Grazie a mio figlio per avere gestito con grazia le mie «assenze» dalla tua vita mentre scrivevo e riscrivevo capitolo dopo capitolo, cancellandoli e ripartendo dall'inizio. Vedere il tuo sorriso felice, sapere che andavi alla grande a scuola e che ce l'avevi fatta a entrare alla Carnegie Mellon giusto prima che questo libro fosse pubblicato hanno reso l'intera impresa ancor più significativa. Nel frattempo hai anche deciso di diventare vegetariano, ma questa è un'altra storia!

Grazie all'uomo della mia vita per renderla così dolce e leggera e per fare in modo che io abbia sempre quello che mi serve di più per andare avanti: amore e divertimento.

Grazie a mia madre perché ci sei, ogni giorno, in qualsiasi momento, dovunque io sia e per qualsiasi cosa mi serva. Sei la mia roccia.

A tutti i BootCampisti sparsi per il mondo, che stanno con me da così tanti anni: grazie per il sostegno e per condividere il vostro successo con me. Vedervi dimagrire in modo sano è stata la ricompensa più grande!

A Philippe Gellman, Erik Dupontreué, Mathieu Fussman: grazie per avere creduto in me e condiviso questa straordinaria avventura. Sarò sempre grata al destino per aver fatto incrociare le nostre strade.

A Laura Zuili, la mia agente francese. Grazie per avere creduto in questo progetto e avermi presentato al mio eccezionale editore italiano, la Sperling & Kupfer.

Infine, grazie al mio gruppo di amici, per il loro sostegno: Selina, che è al mio fianco da quando avevamo sette anni; Danielle, con cui mi esercito con le mie news quasi ogni venerdì; Paula, che mi ha fatto conoscere la vita nelle Highlands del Settecento – un modo fantastico per schiarirmi le idee quando stavo lottando tra tazze, grammi e once; Isabelle, che ha continuato a chiedermi: «A che punto sei?» per spingermi a scrivere più in fretta; Souhila, che è stata una cavia grandiosa (e di successo) nella fase Detox; Florence e le sue ricette eleganti; Claire e il suo costante buonumore; Heidi, che ha capito per davvero chi sono; Carole, per essere l'esperta che è; tutti i miei amici corsi, che ci sono sempre quando serve (Anthony, Jo, JF, Sylvie, Marina eccetera) e Aaron, per avermi scattato foto davvero grandiose.

Alla vostra salute!

Finito di stampare presso ELCOGRAF S.p.A.
Stabilimento di Cles (TN)
Printed in Italy